ChimHyangNang

침향낭인
침향 여행기

등류미왕국 登流眉王國

진랍왕국 眞臘王國

ChimHyangNangin

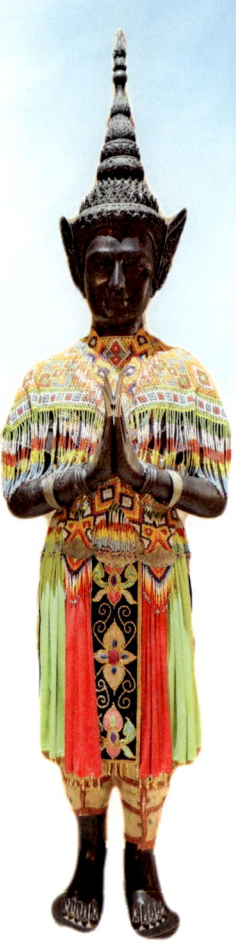

-저자 소개-

침향낭인 - 김 일

- 1962년 강원도 인제군 출생
- 광주광역시 서석고등학교 졸업
- 폴리텍대학 졸업
- BYK(주) 대표 - 한국
- THVK(주) 대표 - 베트남
- 저서 - 침향속으로 1
- MBN 방송 출연(침향전문가)
- 연합TV 출연(침향전문가)
- 침향 연구 및 침향 사업가
- 세계여행가

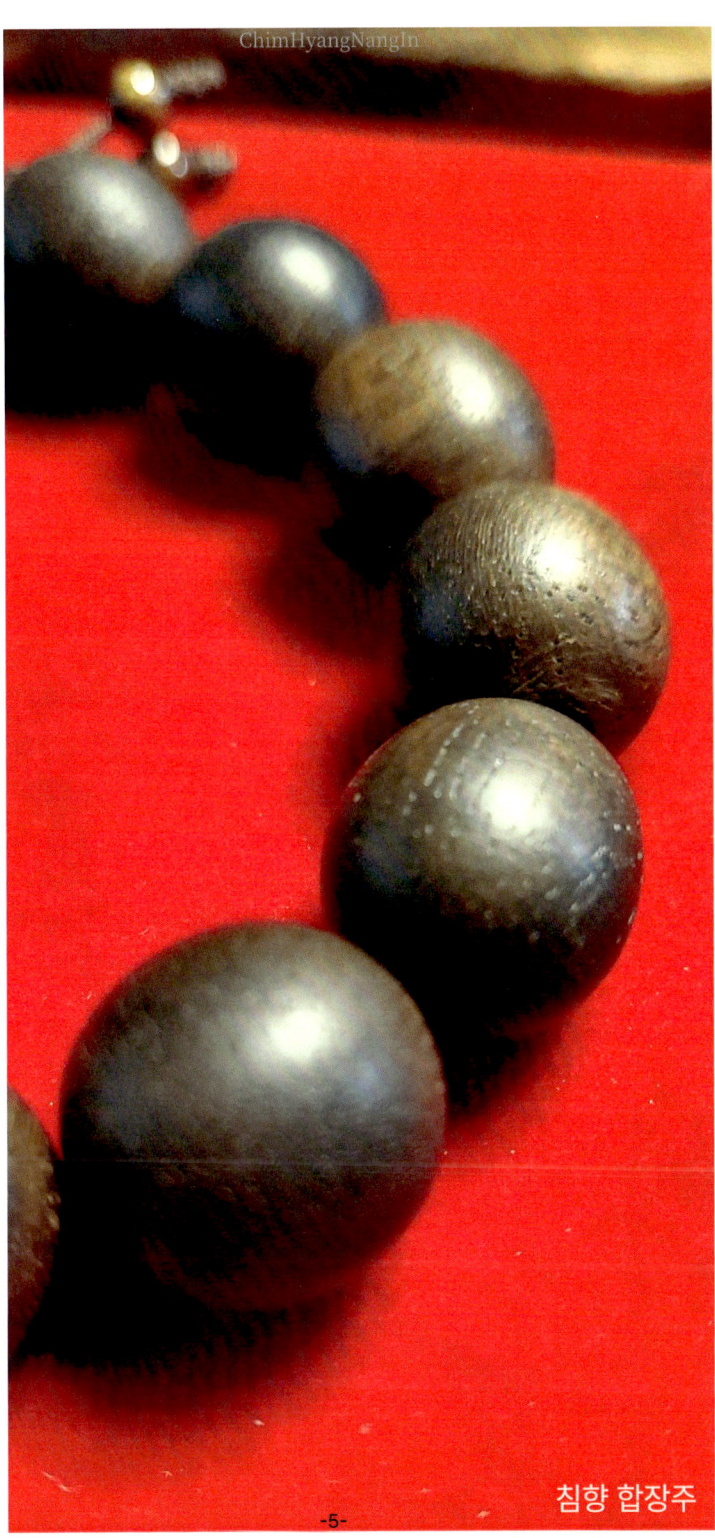

침향 합장주

ChimHyangNangIn

-서문-

세계 3대 향

침향(沈香), **사향**(麝香), **용연향**(龍涎香) 중 으뜸 향으로 불리우는 침향(沈香)
그 침향(沈香)과 긴 세월을 보냈다.

미지의 향, 신들의 향, 황제의 향, 성인들의 향이라 불리우며 신성시되었던 침향(沈香)
약 8천년의 긴 역사를 가지고 인간들과 함께 한 침향(沈香)
미약한 인간들이 각 종교에서 신(神)들과 통하고자 할 때 반드시 사용되었던 침향(沈香)
병마와 악귀를 몰아낼때 아주 귀한 약재로 사용 되었던 침향(沈香)
황제나 왕이 아닌 사람이 사용을 하면 참수를 당할 정도로 귀했던 침향(沈香)
이 침향(沈香)을 찾아 길을 나서는 침향낭인(沈香郎人)...

너무나도 귀하여 '세계멸종위기 동,식물'로 지정되어 보호 받고 있는 침향(沈香)
이제 자연산 침향(沈香)은 거의 만날 수 없는 안타까운 상황이 되었고
현재의 국경선으로 14개국 약 150여 지역에서 인간들에 의해
정성껏 재배되고 있는 침향(沈香)

그 지역 모든곳을 탐방하는게 꿈인 침향낭인(沈香郎人)이
'침향(沈香)속으로' 두 번째 이야기를 적어낸다.

어차피 대중화될 수 없는 침향(沈香)은
긴 세월을 자연의 보살핌에 의존하고 각고의 노력으로 겨우 명맥을 유지하는데
자연이 주는 선물이다 보니 각각의 모든 침향(沈香)은 그 모양과 맛이 다르고 향이 다르며
그 어떤 인간의 감정(鑑定)도 허락하지 않는 영물(靈物)이다.

침향낭인(沈香郎人)은 이 영물에게 감히 접속을 원하며
긴 세월 역사와 고증을 통하여 그 영물에 한 걸음 다가간다.
그들의 고통을 알기에 직접 방문하여 얼굴을 보고
향을 맡고, 색을 관찰하고, 만져 보고, 맛을 보고, 추출 과정을 살피고, 숙성을 보고,
기후를 살피고, 토질과 소금기를 확인하고, 그들과 교감하고, 공부를 하며
그 결과를 글로 남긴다.

이 여행기는 침향낭인(沈香郎人)이 직접 겪은 일들을 글로 옮기고
부족한 부분은 고서 및 인터넷 검색으로 채웠으며
첨부되는 사진들은 직접 촬영한 사진이 대부분이다.

그 어떤 이도, 그 어느 나라에서도 침향(沈香)을 공식적으로 감정하거나
결과를 기록으로 남기지 않는다.
그러하기에 직접 그 현장을 가서 두 눈으로 확인하는 방법뿐이니
힘들고 어려운 일이 된다.

침향낭인(沈香郎人)은 전문적으로 글을 쓰는 작가가 아니며 배워본 적도 없다.
그냥 있는 사실 그대로를 적어낸 것이다.
글이 거칠고 미숙할지라도 읽어주시는 분들께서 양해를 해주시리라 믿는다.

현지를 방문하고 글을 적을 때 침향낭인(沈香郎人)은
중국의 고서 '제번지 諸蕃誌'를 많이 참조 하였으며
이 책을 참조하게 해준 '영남대학교' 출판부에 감사의 말씀을 드린다.

이 여행을 떠나게 된 동기는
현재 중국의 과거 송(宋)나라 때 많은 침향(沈香)에 대한 기록이 있어
편하게 공부하였지만
그 이후 약 1천 년 이상 침향(沈香)에 대한 기록은 거의 찾을 수 없어
침향(沈香)을 연구하고 공부하는 데 상당한 어려움을 겪었다.
하여, 침향낭인(沈香郎人)은 이 끊어진 약 1천 년의 역사를 2025년 새로이
시작하겠다는 마음가짐으로 작은 발걸음을 옮기게 된 것이다.

언제 이 여행이 다 끝날 수 있을지는 아무도 모르지만
온 힘을 다해 추진할 것이다.
그 긴 여행이 끝나면 결론을 맺는 '침향대전 沈香大典'을 편찬하는 게
그의 꿈이다.

대한민국은 침향(沈香)나무가 자라지 않는 나라이다.
그래서 제3자의 입장에서 오히려 냉정하게 관찰 할 수 있을 것이다.
오늘도 침향(沈香)나무에 온갖 정성을 다하는 모든 이들에게
경의를 표하면서
더 더욱 정진할것을 마음에 두면서 독자들을 만나 본다.

감사합니다.
침향낭인(沈香郎人)

ChimHyangNangIn

침향낭인(沈香郞人)이 살고 있는 '냐짱 - 나트랑'[1]은 전 세계에 딱 하나 있는
침향탑(沈香 塔)'이 있는 멋진 바다를 가진 '힐링 Healing' 도시이다.
물과 공기가 깨끗하고 공장이 거의 없다시피 하며,
교통체증이라는 걸 느낄 수 없는 그런 아름다운 도시이다.
또한 과거 침향(沈香)으로 아주 유명했던 도시이기도 하다.
그러한 이유로 침향낭인(沈香郞人)은 이 도시에서 살고 있다.
침향(沈香)탑 자체가 매우 웅장하거나 멋지지는 않지만
그래도 그런 탑이 도시의 중앙에 자리 잡고 있는 것은
이 도시가 유일하다.

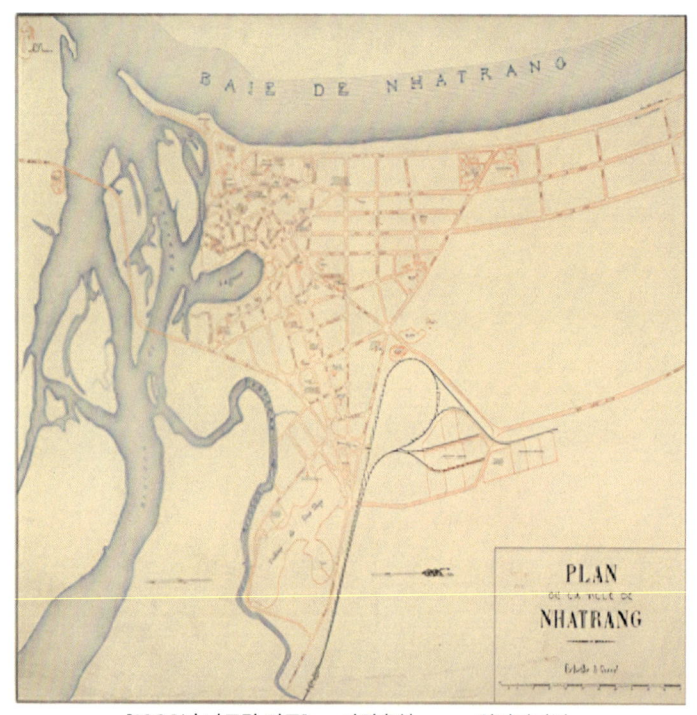

[1933년 나트랑 지도]   사진출처   -위키미디어-

1) 나트랑 은 오래된 해안도시 이며 베트남 '칸화' 성의 행정 중심지이다.
　　과거 나트랑은 참파(Champa)의 땅이었기에 참파 유적은 나트랑 곳곳에 여전히 남아 있다.
　　나트랑은 2009년 4월 22일 베트남 총리로부터 1급 도시 지역으로 지정되었다.
　　나트랑은 자연적 가치, 아름다움, 그리고 기후 덕분에 동해의 진주, 녹색 진주로 불리운다.

-위키백과-

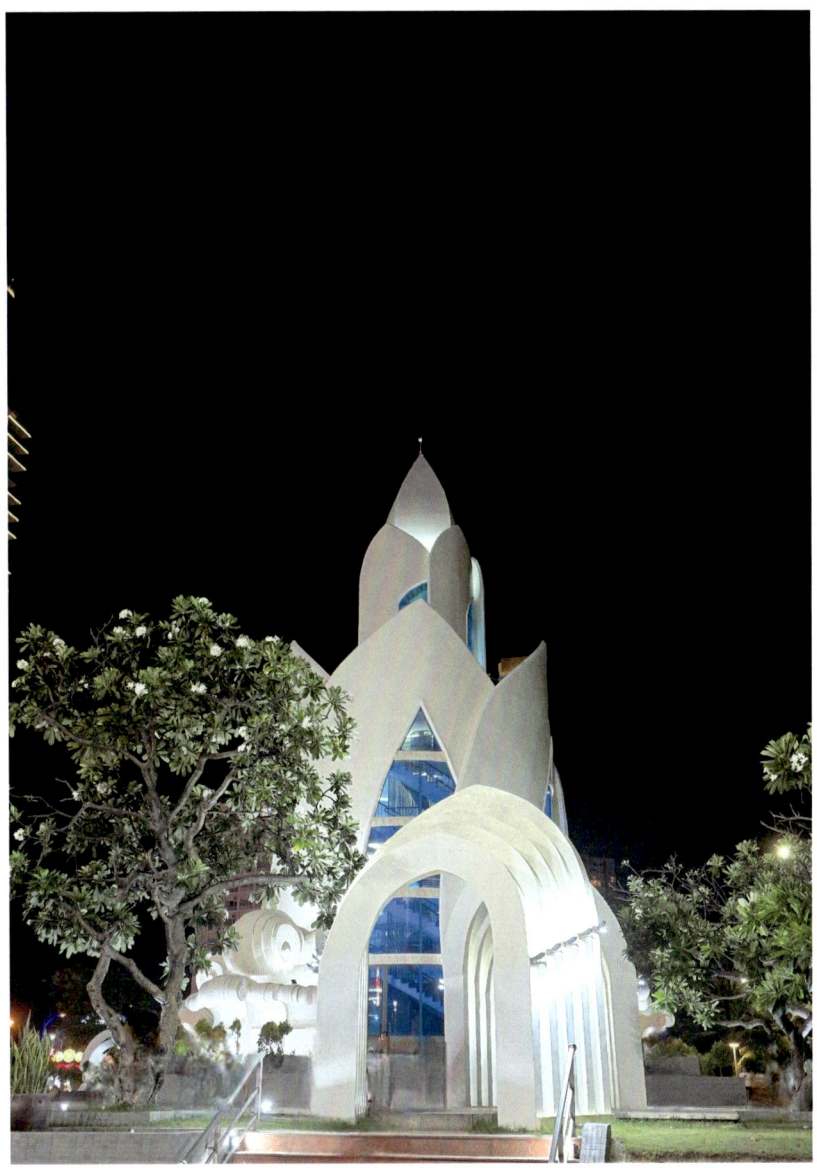

[베트남 나트랑 시내 중심지에 있는 세계 유일 침향 탑 사진출처 -침향낭인-]

이런 이유로 침향낭인(沈香郞人)은 이곳 베트남 '나트랑'에
거주하며 이곳을 '베이스캠프 Base Camp'로 삼아
동남아시아에 있는 침향(沈香)을 찾아 나서거나 공부를 하고 있는 것이다.
침향낭인(沈香郞人)은 순수하게 공부만 하는 게 아니고
침향(沈香)전문회사 또한 이곳에서 운영을 하면서 공부와 사업을 병행하고 있다.
근래 들어서 수많은 한국 관광객이
이곳을 찾으면서 이 조그만 소도시에도 활력이 생기는 것 같아 좋다.

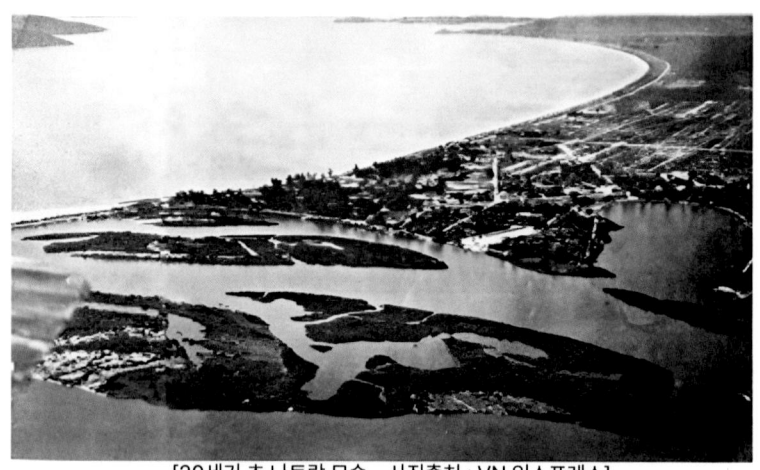

[20세기 초 나트랑 모습   사진출처 : VN 익스프레스]

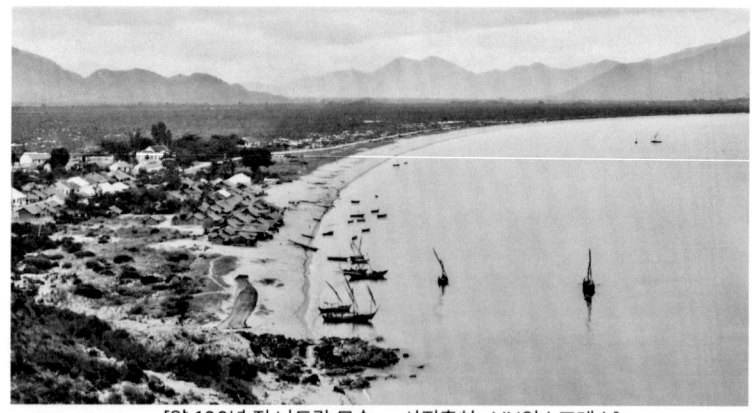

[약 100년 전 나트랑 모습   -사진출처 : VN익스프레스]

당(唐), 송(宋) 및 기타 고대 중국에 국가를 건립했던 나라들의 여러 고서(古書) 및
의서(醫書)에는 동남아시아 침향(沈香)에 대한 역사적 사실들이 조금 기록되어
있다. 그중 침향낭인(沈香郎人)이 가장 눈여겨 본 건 침향(沈香) 생산지였다.
고서와 의서에 나와 있는 침향(沈香) 생산지를 다 가보고 싶은 욕구가 가득하다.
물론 서기 약 1,100년대 당시에는 그곳 모두의 침향(沈香)은
자연산이었을 것이지만 지금은 자연산 침향(沈香)이
거의 멸종 되었기에 일부 남아 있는 자연산 침향(沈香)을 만나려면
발로 직접 뛰는 수밖에 없다.
품질 좋은 자연산 침향(沈香)이 생산되었던 그 지역의 토양, 기후,
바닷바람은 어느 정도 유지할 것으로 보여 지역마다 재배 침향(沈香)도
그 향과 색, 맛이 틀리기에 1천여년의 시간이 흘렀지만,
그 향을 쫒아 본다.

더구나 많은 기록이 없어서
침향낭인(沈香郎人)은 머리를 싸매고
그 기록을 더 찾아본다.
일부 지역은 이제는 침향(沈香)이
아예 없는 지역으로
변한 곳도 있으니 더 어려운 일이다.
그래도 발로 뛰다 보면 뭔가
조금이라도
그 흔적을 찾지 않을까
하는 마음이 있다.

[12세기 동남아시아 지도]   -출처- google

중국 고서 및 의서에 침향(沈香)의 생산국과 지역은 이렇게 표현되어 있다.

01. 해남도 (海南島)
02. 진랍국 (眞臘國)
03. 등류미국 (登流眉國)
04. 능아사가국 (凌牙斯加國)
05. 점성국 (占城國)
06. 교지국 (交趾國)
07. 파라만국 (婆羅蠻國)
08. 삼불제국 (三佛齊國)
09. 감비국 (監篦國)
10. 남무리국 (藍無里國)
11. 신타국 (新拖國)
12. 도파국 (闍婆國)
13. 발니국 (渤泥國)
14. 남비국 (南毗國)
15. 세란국 (細蘭國)
16. 붕가라국 (鵬茄囉國)
17. 포감국 (蒲甘國)

대강 이 정도의 나라와 지역이 나온다.

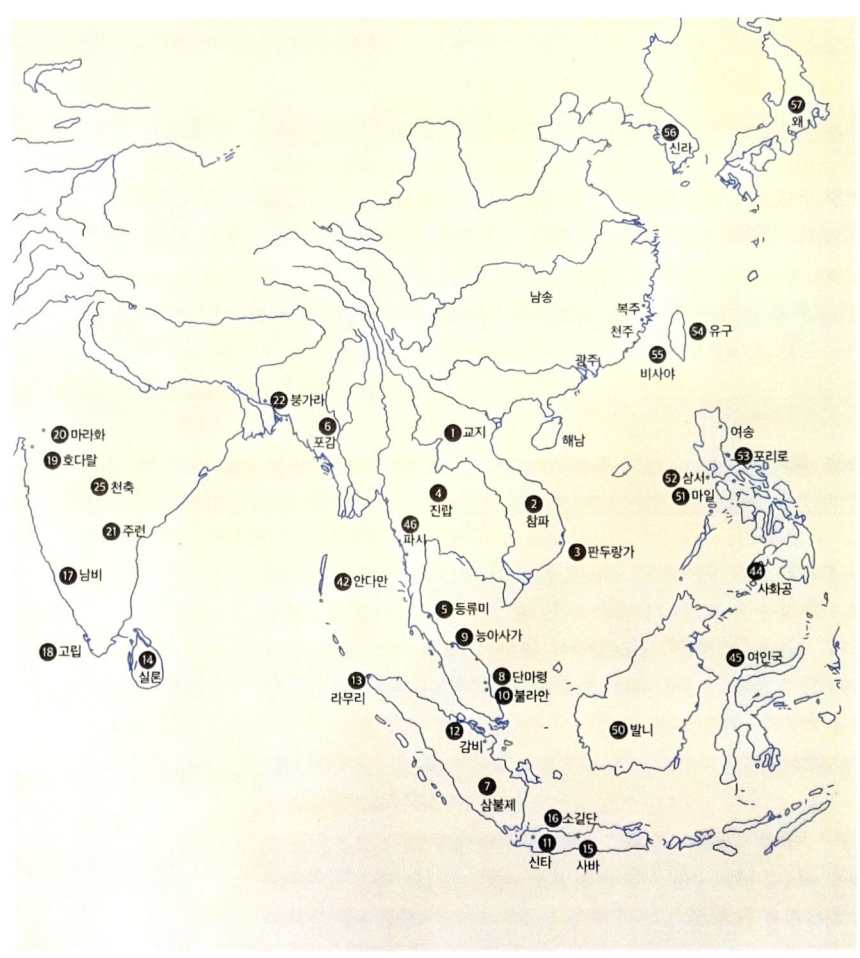

[12세기 경 동남아시아 지도   -사진출처 : 바다의 왕국들-]

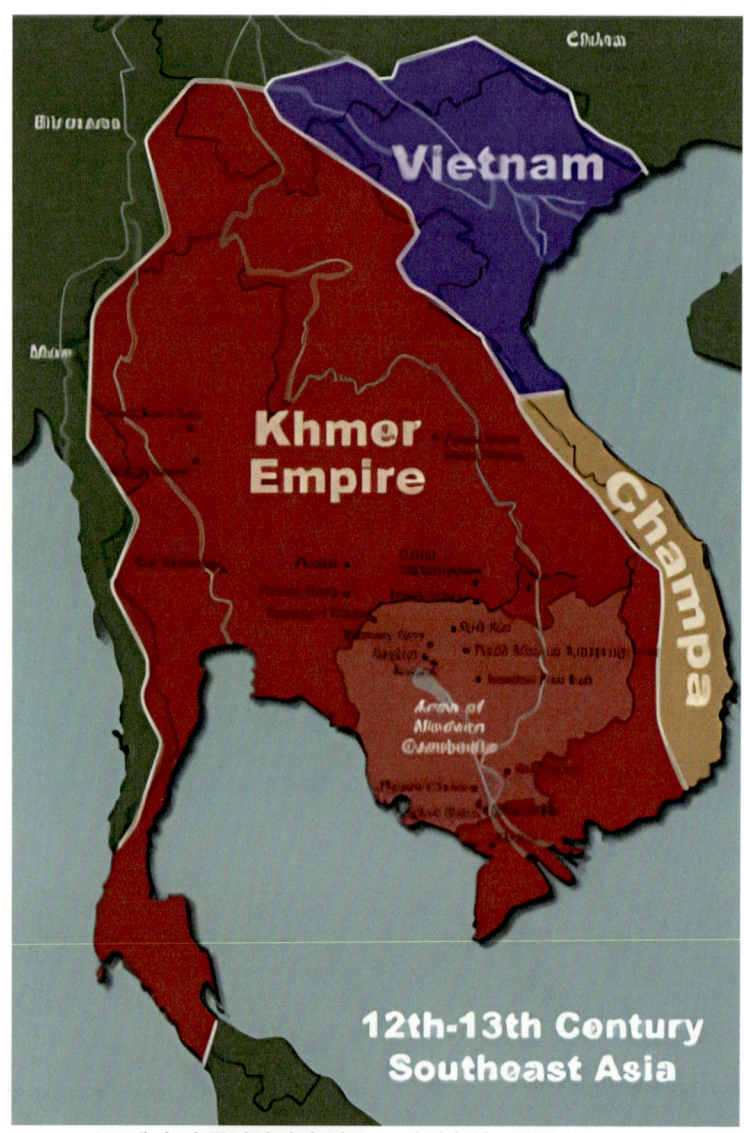

[12세기 경 동남아시아 지도 -사진출처 : 구글-]

위의 명칭들은
중국의 북송(北宋) 시기 관료이자 역사학자인 조여괄(趙汝适, 1170-1231)[2]이
집필한 제번지(諸蕃志)에 나오는 명칭들이다.
아쉽게도 한국의 서적에서는 침향(沈香) 관련 동남아시아의
역사 및 유래를 찾을 수가 없다.
제번지(諸蕃志)를 번역한 '바다의 왕국들'이란 책을 많이 참조 하였다.
번역하고 편찬한 그분들의 노고에 진심으로 경의를 표한다.
모든 기술(記述)은 여행기 형식으로 써질 것이며
침향(沈香)은 이해하기 어려운 부분이 너무 많아 이 책을 읽으시는 분들께
깊은 대목까지는 소개하지 않을 것이다.
가볍게 읽을 수 있는 재미있는 책으로 써볼 요량이다.

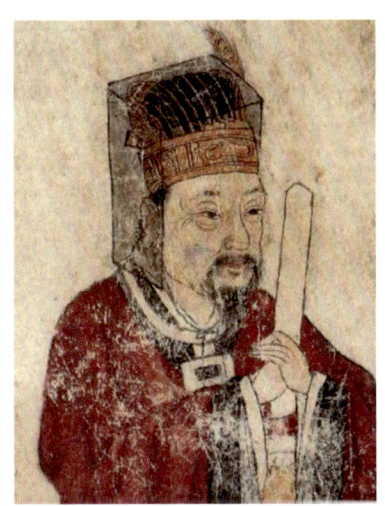

[조여괄 초상화. 사진출처 - sohu.com]

---

[2] 조여괄(趙汝适, 1170-1231)은 남송(南宋, 1127-1279)의 관료이자 역사학자이다
송대 황족 출신으로 북송 태종(宋太宗) 조광의(趙光義)의 18대손이자 북송 진종(宋眞宗)의
17대손이다. 1170년, 조여괄은 절강성(浙江省) 태주시(台州市) 천태현(天台縣)에서 태어났다.
1190년, 관직 생활을 시작하였고 관작을 제수받았다. 1224년, 복건(福建) 천주(泉州) 시박사(市舶司)가 되었다.
또한 천주 방어는 물론 남방 행정관 직에 있었다. 1231년, 사망하였고 절강 임해(臨海)에 묻혔다.
『제번지(諸蕃志)』(상·하)를 저술하였다. 12-13세기 중국에 알려진 세계를 다뤘다.
상권은 외국 각지와 지역 내 민족의 풍습을 묘사하였다. 하권은 외국 물품 목록이다.   -위키백과-

베트남 '깜란 cam ranh' 국제 공항에서
태국 방콕 '돈 무앙 Don Muang' 공항까지는 직항 비행기가 있다.
이 노선이 왜 있는지는 좀 의아하지만, 가격도 저렴하고
비행시간도 90여 분으로 짧다. 아주 좋다.
'침향(沈香)로드 등류미왕국'[3] 을 떠나는 침향낭인(沈香郞人)으로서는
좋지 않을 수 없다.
'침향(沈香)로드 등류미왕국'은 약 10일간의 일정이 될 것이다.
오토바이를 타고 전 세계 침향(沈香) 생산지 전체를 다 돌아보는 게
침향낭인(沈香郞人)의 꿈이었는데
제3국에서 모르는 길과 생소한 언어 그리고 한국이나
베트남과는 다른 자동차 통행 방법들을 고려 했을 때
너무 위험하다는 결론을 내렸으며 오직 비행기와 자동차를
이용하는 게 안전하리라 생각하여
오토바이 여행은 다음으로 미루었다.
항상 혼자 떠나는 여행길 이번에는 동행이 있다.
침향낭인(沈香郞人)의 베트남 회사 매니저 미스'헝 Hân'이 동행을 한다.
젊은 친구지만 침향(沈香)에 대한 열정이 대단하고
외국 문물에 대한 호기심 또한 커 같이 가기로 하였다.
많은 고민 끝에 내린 결정이다.
동행이 있어서 여행 전반에 걸친 촬영에 많은 도움이 될 것이며
또한, 미스'헝'에게는 잊을 수 없는 여행이 될 것이다.

---

[3] 등류미는 고대 국가의 이름이다. 이 나라의 이전 위치는 태국 남부 말레이 반도의 나콘시탐마랏 근처로 추정된다. 《송나라 역사: 외국인 전기》에는 등류미로, 각국사에는 샨마링궈로, 섬 이민족사에는 단마링궈로 기록되어 있다. 등류미국(송나라 문집 초고집 197권에 따르면 단메이로 추정)은 함평 4년(1001년)에 중국과 우호 관계를 맺기 위해 사신을 파견한 것으로 『송사(宋史) 외인전(外人傳)』에 언급된 곳이다. 『제국서(第國書)』에 언급된 단마령국(丹麻靈國)과 『도호족기(島奴族記)』에 언급된 단마령국 역시 이곳을 가리킨다.

-바이두백과-

침향낭인(沈香郞人)은 머물고 있는 베트남을 떠나
이제는 고(古) 역사서에 표기되어 있는 침향(沈香) 국가들로 길을 나선다.
즉, 약 1,200년 전으로 시간여행을 가는 것이다.

침향(沈香)은,
너무 귀하게 사용되는 약재(藥材)이며 향이기에
어찌 보면 오히려 그 기록이 적다.
과거, 세계의 중심 역할을 했던 중국의 많은 역사서에 나와 있는
내용이 전부라고 하여도 과언이 아니다.
이처럼 침향(沈香)의 기록은 적고 공부할 수 있는 내용 또한
극히 적다 보니 발로 직접 뛸 수밖에 다른 방법은 없다.
과거 송(宋)나라 문서에,
침향(沈香) 품질 중 1.2 위를 다투었던
등류미왕국(登流眉王國) 침향(沈香)은
지금의 태국 남부 말레이반도를 가리킨다.
침향낭인(沈香郞人)은 그 기록을 찾아 길을 나서며
침향낭인(沈香郞人)의 경험을 가지고 그곳에 혹시 있을지 모를
침향(沈香)을 만난다면 정성껏 감정(鑑定)을 해보고 싶은 마음이다.

하지만 원한다고 하여 만날 수 있는 게 아니기에
하늘과 신들이 점지해 주길 기원해 본다.

백문불여일견(百聞不如一見)

백 번 듣는 것이 한번 보는 것보다 못하다는 뜻을 따라
직접 방문하여 보고, 만져보고, 먹어보고, 맡아보고, 구하고, 등등 할 수 있는
모든 걸 다해 볼 예정이다.
침향(沈香)에 대하여 딱 이것이다 라고 정립되어 있는
책이나 문서는 거의 없다.
미약하지만 침향낭인(沈香郎人)이 그 길을 만들어 보려 한다.
등류미왕국(登流眉王國)의 침향(沈香)을 찾아서...
등류미왕국(登流眉王國)이라는 왕국은
1,178년에 주거비(周去非)가 저술한 영외대답(嶺外代答) 제2권에 등장한다.

과거 중국의 고문헌들에서는
이곳에서 생산되는 침향(沈香)을 진랍(眞臘)국 침향(沈香)과
더불어 최고의 침향(沈香)으로 평가하였다.
많은 조공(朝貢)과 사무역(私貿易)으로 침향(沈香)이 고대 중국과 거래되었다고
기록되어 있다.

아가우드 로드(Agarwood Road)

이 단어는 침향낭인(沈香郞人)이 혼자 생각해서 만든 단어인데
이젠 침향낭인(沈香郞人)에게는 하나의 '슬로건 slogan'이 되어 버렸다.
항상 마음은 침향(沈香)이 생산되는 지역에 가서 그들과
침향(沈香)을 가지고 이야기하고, 테스트하고, 연구하고, 영상을 찍고 등등..
또한 시간이 허락되면
그들의 문화에서 침향(沈香)을 어떻게 사용하는지를 이해하고
여행하는 그런 꿈을 꾸면서 여행 기획을 입가에 미소를 머금고 하는 것이다.
베트남에서만 오토바이를 이용하여 침향(沈香) 여행을 두 번 했다.
그 두 번의 여행 중 한 번의 기록은 한국에서 이미 책으로 출간되기도 했다.

침향낭인(沈香郞人) 나이 이미 60이 넘었다.
아직은 많이 늙었다고 생각하지 않지만
지금 아니면 언제 할 수 있을까? 라는
항상 그런 마음으로 침향(沈香) 여행을 꿈꾸며 해 왔다.
이제 또 한 번 다시 그 길을 나서려고 한다.
이번에는 바로 '태국 Thailand'이다.

무작정 침향(沈香) 여행을 가는 건 아니고
당(唐), 송(宋) 시절 고서(古書)들에 나와 있는
역사적 사실을 기반으로 하여 그 길을 쫓아가는 것이다.
그러한 고서들이 없었다면 아마도 침향(沈香)로드는 상상도 하지 못했을 것이다.
지금 침향낭인(沈香郞人)이 하고 있는 이 여행은
주로 과거 송(宋)대의 고서들에 그 기반을 두고 있으며
지도(地圖)또한 그 당시의 지도를 기반으로 한다.

그러니 이 책에서는 '태국'으로 소개가 되지만
사실 송(宋)의 기록을 기반으로 한다면 현재의 태국 땅은
'크메르제국-캄보디아'[4] 가 된다.
하여, 침향낭인(沈香郞人) 이 여행을 할 때는 현재의 도가 아닌
송(宋)대의 년 대로 돌아가 여행을 하게 되는 것이다.
즉, 약 1천 년 전의 기록을 가지고 여행 하는 셈이다.
시간 여행을 하고 있는 것이다.
특히, 송(宋)대의 침향(沈香) 기록 외에 그이 후 침향(沈香)에 대한
기록은 거의 없다시피 하며 현재까지 오고 만 것이다.
긴 시간 거의 1천 년 가까이 침향(沈香)에 대한 기록이
전무 하다시피 한다고 볼 수 있다.
그래서 이 부분을 찾기 위한 노력도 나름 많이 했지만
거의 찾아낼 수가 없어서 직접 기획한 여행이 바로
'침향(沈香)로드' 즉, '아가우드 로드'가 된 것이다.
아무런 기반이 되는 자료가 없이 침향(沈香)을 찾아 나선다는 것은
너무 무모한 일이다. 현재 전 세계 침향(沈香) 생산국은 14개국이며
약 150여개의 지역이 넘는다. 물론 현재의 국경으로 본다면..
이 모든 지역을 다 찾아간다고 하여 아주 조그만 침향(沈香)농장이나
수지(樹脂)를 짜내는 모든 공장을 다 만날 수는 없을 것이다.
한편, 곳곳에는 침향(沈香)의 장인들이 있을 것이며
침향낭인(沈香郞人)이 그 장인들을 만난다는 보장 또한 없다.
하지만 최선을 다해서 노력을 한다면 어느정도는
파악을 하고 또한 그들의 말에 경청을 하고 존중 한다면
약 1천년동안 끊긴 침향(沈香)의 역사를 조금이라도 보완할 수 있지
않을까 하는 생각이다.

---

4) 크메르제국은 동남아시아의 제국으로, 현재 캄보디아 북부에 있는 수력 도시를 중심으로 했다주민들은 캄부자 (고대 크메르어 : ឥន្ទ ; 크메르어 : ឥន្ទ)로 불렀다. 이 제국은 이전 첸라 문명에서 발전하여 802년부터 1431년까지 지속되었다. 역사학자들은 제국의 가장 유명한 수도인 앙코르의 이름을 따서 이 동남아시아 시기를 앙코르 시대라고 부른다. 크메르 제국은 동남아시아 본토의 대부분을 지배했고 북쪽으로는 중국 남부까지 뻗어 있었다.
　　　　　　　　　　　　　　　　　　　　　　　　　　　　　　-위키백과-

정말 운이 좋다면 오랜 시간 걸쳐 생성된 자연산 침향(沈香),
즉, 귀물(貴物)을 만나는 영광을 누리지 않을까라는 생각도 한다.
물론 자연산 침향(沈香)은 이미 멸종 위기에 처해서
각국에서 보호를 받고 있는 상태이지만(CITES)[5] 운이 좋다면
만날 수도 있다는 기대 또한 한가득이다.
재배 침향(沈香)을 가꾸고 있는 사람들 또한 만날 수 있다면
대단히 흥미로울 것이다.
그러기 위해서는 여행 전 수많은 경로를 통해서 그들과 사전에
접촉을 하고 규모를 파악하고 약속을 만들어야 하는 조금 복잡한
과정을 거쳐야만 한다.
하지만, 이 정도의 수고로움은 침향(沈香)을 공부하는 처지에서는
조금의 수고도 되지 않으며 오히려 하나하나
파악이 될 때마다 느끼는 그 희열감이 훨씬 크다.

이제, 고대 '크메르제국'의 일부였으며 현재는 '태국' 영토인 곳으로
침향(沈香)여행을 떠난다.
송(宋)대의 고서를 챙긴 침향낭인(沈香郎人)은 아주 기쁜 마음으로
그들의 흔적을 찾아 나선다.

건투를 빈다.

---

5) CITES(the Convention on International Trade in Endangered Species of Wild Fauna and Flora):
세계 멸종위기 동,식물 거래 협약
   CITES는 1963년 세계자연보전연맹(IUCN) 회원국 회의에서 채택된 결의안의 결과로 초안되었다.
1973년 3월 2일 미국 워싱턴 D.C.에서 열린 80개국 대표 회의에서 최종적으로 합의되었고,
1973년 3월 3일 서명을 위해 개방되었다. 1975년 7월 1일 CITES가 발효되었다.
   협약 원본은 영어, 프랑스어, 스페인어로 작성되어 기탁국 정부에 기탁 되었다.   -위키백과-

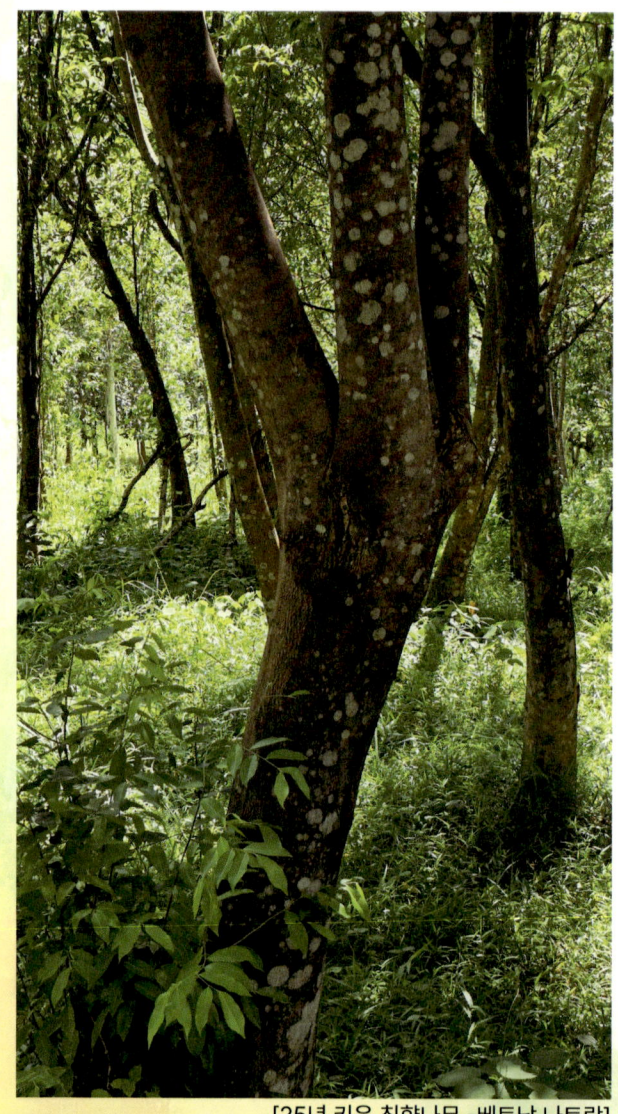

[25년 키운 침향나무 -베트남 나트랑]

※ 제1일 차

침향낭인(沈香郞人)이 살고 있는 베트남 '나트랑 Nha Trang'에서
'태국' 남부 도시 '나콘 시 탐마랏 Nakhon Si Thammarat' 까지는
두 번의 비행과 환승 시간 포함 총 12시간이나 소요 된다.
하지만 목적지까지 이 노선이 가장 빠른 노선이다.
조금 더 빨리 가기 위해서 3번의 비행을 한들 시간이 당겨지진 않는다.
암튼 힘든 여정의 시작이다. 이용 항공사는 '에어아시아 Air Asia'이다.

이른 아침 눈을 뜬다. 항상 그렇다. 여행이 있는 날 아침에는..
1층으로 내려온 침향낭인(沈香郞人)은 커피 기계에 잘 갈아진 커피를 넣고
찬물을 넣은 다음 커피가 한 방울 한 방울 떨어지는 모습을
멍하게 쳐다보고 있다. 잠시 후 온 집안에 구수한 커피 향이 가득 찬다.
빨간색 머그잔에 약간의 설탕을 넣고 이내 커피 기계에서
커피가 모여 있는 유리통을 꺼내 머그잔에 담는다.
티스푼으로 휙 저어 설탕이 잘 녹게 만든 다음 커다란 다탁(茶卓)에 앉는다.
진한 베트남 '달랏 Da Lat' '코끼리 똥' 커피 향이다.
서양에서는 아주 고급 커피에 속하고 귀하여 일반들이 만나기에는 어려운 커피지만
침향낭인(沈香郞人)은 이 커피를 아주 싼 가격에 구할 수 있어서 항상 즐기고 있다.

---

6) 나콘시탐마랏(태국어: นครศรีธรรมราช)은 태국 남부의 유이자 나콘시탐마랏 주의 주도이다.
방콕에서 남쪽으로 약 610km 떨어진 말레이 반도의 동해안에 위치한다. 도시는 역사의 대부분 동안
태국 남부의 행정 중심지였다. 원래 해안가의 도시였으나 퇴적으로 해안으로부터 멀어지게 되었다.
도시는 동서보다 남북으로 훨씬 크게 확장하였다. 기차역 주변의 현대의 도심은 구시가지의 북쪽에
위치한다. 예전에는 리고르 왕국에 속했던 태국의 고대 도시의 하나로, 많은 건물과 역사적으로
중요한 유적이 남아있다. 1767년에 아유타야 왕조가 멸망한 후에 독립을 얻었으나 톤부리 왕조 성립 후에
다시 태국에 귀속되었다. 17세기에 영국, 포르투갈, 네덜란드 상인은 이곳에 공장을 두고 광대한
무역을 행했다.
-위키백과-

싸다고는 하지만 베트남 일반 커피 가격에 비하면 3~4배는 비싼 가격이다.
하지만, 이 커피를 아주 오랫동안 마셔왔기에
이젠 다른 커피를 마시기에는 상당히 어려워졌다.
아침에 즐기는 이 커피 한 잔은 침향낭인(沈香郎人)에게 편안한 아침을 제공해
주고 있다. 베트남에 사는 이유 중 하나도 이 맛있는 커피다.
침향낭인(沈香郎人)은 커피 한 잔과 초코파이 2개, 매일 똑같은 아침 식사를 한다.
그리곤 피워무는 담배 한 대~~ 이보다 더 아침이 행복할 순 없다.

20 여분 행복한 시간을 보낸 침향낭인(沈香郎人)은
잠시 후 다시 2층으로 올라가서 긴 샤워를 한다.
샤워가 끝나곤 샤워용품을 조그만 가방에 담아
어젯밤 정리해 둔 캐리어 가방 지퍼를 열고 집어넣는다.
간단한 여행복으로 환복하고
캐리어와 배낭을 챙겨 들고 1층으로 내려와 자리에 앉는다.

조그만 '파우치 pouch' 가방을 열고 여권을 다시 한번 확인한다.
태국은 무비자 입국 나라이기에 딱히 따로 챙길 서류는 없다.
이젠 직원들이 출근하길 기다리면 된다.
다시 한번 '구글맵 google map'을 열어 미리 표시해 둔 지역들을 확인한다.

잠시 후 두 명의 직원들이 거의 동시에 출근을 한다.
명의상 사장은 9시 정도 되어야만 출근을 한다... 이해할 수 없다.
이 부분 또한 베트남에서 살기 싫은 이유 중 하나이다.
이 부분은 침향낭인(沈香郎人) 개인의 이야기이기에
더 이상 거론 하지 않겠다.

이번 침향로드 '태국'은 기획 과정에서부터 본인을 끼워 달라고 조르기 시작해서
결국은 동행하기로 한 미스'형'은 오토바이 뒷좌석에 캐리어를 싣고 왔다.
미스'형'은 이번이 처음 가는 해외여행이다.
침향낭인(沈香郞人)이 동행을 동의했을 때 너무 기뻐하며 행복해했었다.
그녀의 이번 첫 해외여행이 나름 그녀의 인생에
큰 전환점이 될 것으로 생각해 본다.
또한 현지에서 직접 침향(沈香) 공부를 하는 기회를 얻을 것이다.
미스'형'의 얼굴은 이미 상기 되어 있다.

잠시 후 미스'형'은
'깜란 cam ranh' 국제공항까지 가는 그랩 택시를 한 대 예약 한다.
또 다른 여직원 한 명은 부러운 눈초리로 쳐다본다.
베트남의 젊은이들은 의외로 외국 나간다는 걸 조금 두려워한다.
아마 교육의 차이가 있을 것이고 또한 경제적인 문제도 있을 것이다.
이 부분은 조금 민감한 부분이니 여기서 스톱! 그랩 택시는 금방 도착을 한다.
트렁크에 2개의 캐리어 짐을 싣고 공항을 향해 출발을 한다.
또 한 명의 직원이 회사 입구에서 손을 흔들며 배웅해 준다.
멋진 '나트랑' 바닷가 옆길을 달린다.
베트남 '나트랑'의 바다는 깨끗하기로 아주 유명하다.
이 바다는 바닷가에서 나는 고유의 바다 냄새조차 맡을 수 없을 정도로 깨끗하다.
바닷물 색 또한 비취색으로 아주 아름답다.
뻥 뚫린 사막 직선 도로 왼쪽으로는 수많은 고급 리조트가
마치 성벽같이 이어지며 영업을 하고 있다.
이 리조트들의 주 고객은 한국 관광객들이다.
유명 브랜드 리조트도 몇 개 있다. 40여 분을 달린 그랩 택시는 이내
'깜란 cam ranh' 국제 공항 2층에 도착한다.
'나트랑' 시내에 있던 '나트랑' 공항은 오래전 폐쇄되고

이 공항이 나트랑' 공항의 역할을 한다. 항상 한국인들로 북적거리는 공항이다.
이번 출장에 처음으로 '에어아시아 Air Asia'를 탑승해 본다.
동남아시아에서는 아주 명성이 높은 항공사이다.
한때 한국의 '박지성' 선수가 광고 모델을 했었던 아주 유명한 항공사다.
공항 2층에 도착을 하여 몇 장의 공항 사진을 촬영한 후
자동문이 열리는 공항 안으로 들어간다.

강한 에어컨 바람이 불어 공항 안은 정말 시원하다.
침향낭인(沈香郎人)은 공항에 설치된 카운터 안내 전광판 앞으로 가서
미스'형'에게 카운터 찾는 방법을 알려준다.
모든 걸 습득하겠다는 의지가 가득한, 비장한 표정이다.

'에어아시아' 데스크에서 간단한 체크인을 하고
이미그레이션을 통과한다. 이미그레이션을 처음 통과해 보는
미스'형'은 긴장한 표정이 역력하다.
하지만 여기는 베트남이니 긴장할 필요는 없다.
이미그레이션을 통과한 후 바로 간단한 짐 검사를 끝낸다.
면세점이 있는 곳으로 들어와 미스'형'의 얼굴을 보니
너무나도 행복한 표정이다.
해외여행을 처음 가는 사람과 동행하면서 그 모습을
지켜보는 것도 재미있는 경험이다.
아직은 시간이 좀 여유가 있어 간단하게 아침 식사를 하기로 한다.
면세점 구역에 있는 베트남 쌀국수 식당으로 간다.
미스'형'이 두 그릇의 쌀국수를 주문한다.
창밖으로는 넓은 공항의 모습이 보이며 활주로도 보인다.
금방 나온 쌀국수는 조금 짜지만 먹을 만은 하다.
맛있는 베트남 커피도 한 잔 즐기고 침향낭인(沈香郎人)은 흡연실로 들어간다.

흡연실 안에는 비행기 탑승 전 부족한 '니코틴'을 채우려는
몇몇 사람들이 열심히 빠른 속도로 담배 연기를 빨아댄다.
그 속에 침향낭인(沈香郞人)도 있다.

침향낭인(沈香郞人)은 핸드폰 화면을 두 번 터치하여 시간을 확인한다.
이젠 탑승 시간이다. 긴 에스컬레이터를 타고 1층으로 이동을 한다.
'에어아시아'는 탑승교를 이용하지 않고 버스를 이용해서
비행기가 있는 곳까지 이동하는 방식이다.
게이트가 열리고 버스에 탑승하여 200여 미터 비행기가 있는 곳까지 이동한다.

빨간색 '에어아시아'는 이미 도착해서 타고 온 손님들이
계단 차에서 만들어 놓은 계단을 통해 내리기 시작한다.
청소하는 직원들이 따로 비행기에 올라가지 않고 손님들이 내리는 동안
승무원들이 간단한 청소를 해버리는 것 같다.
그러니 타고 내리는 시간이 많이 절약될 것이다. 대단한 시스템이다.

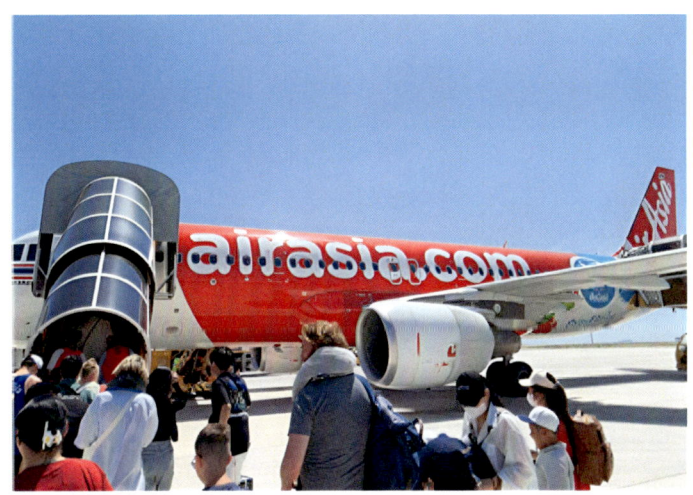

[에어아시아 탑승]

손님이 거의 다 내리니 이제 버스 문이 열리면서 비행기 탑승을 시작한다.
침향낭인(沈香郞人)과 미스'형'은 앞 계단 쪽으로 걸어간다.
몇몇 상당히 서두르는 사람들이 이럴 땐 꼭 있다.

침향낭인(沈香郞人)은 항공권 예약할 때 1/E.F 좌석을
이미 예약해 두었기에 서두를 이유도 없다.
해외여행을 처음 가는 미스'형'을 위해서 가장 좋은 자리를
이미 예약해 두었다. 계단을 올라가 맨 첫 번째 좋은 자리에 앉는다.
짐칸에 두 개의 배낭을 집어넣고...
약간의 비용만 더 내면 좋은 자리를 선점할 수 있는 게 또 저가 항공의 장점이기도
하다. 침향낭인(沈香郞人)은 나름 이 방식을 좋아한다.
곳곳에 빈자리가 많이 보인다. 승객이 모두 타면서 비행기 게이트가 닫힌다.
서서히 활주로에 진입한 비행기는 이륙 허가를 기다리고 있다.
이내 두 개의 제트엔진이 큰소리를 치면서
비행기는 활주로를 내달리고 곧 힘차게 하늘로 떠 오른다.

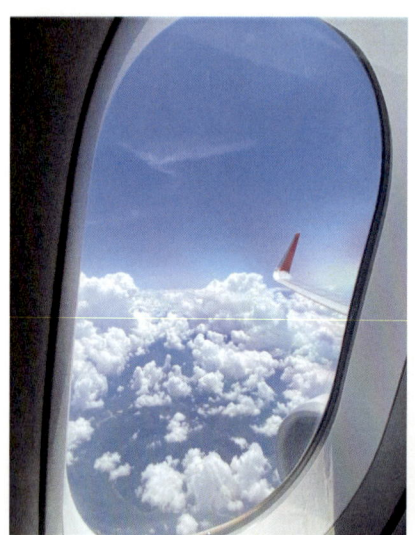 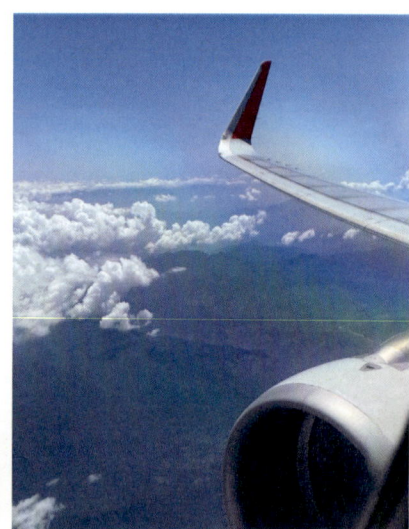

[나트랑 - 방콕]

옆좌석에 앉은 미스'헝'은 창밖 구경에 여념이 없다.
이 큰 비행기가 뜨는 게 참 신기하다고 한다.
침향낭인(沈香郎人)은 그저 조용히 웃는다.
비행기는 크게 선회하면서 '깜란' 앞바다를 보여준다.
창밖으로 보이는 바다는 참 예쁘다.
곧 고도를 잡은 비행기는 기장의 안내 방송이 나오면서 평안해진다.

침향낭인(沈香郎人)은 조용히 눈을 감는다. 약간의 졸림을 즐긴다.

승무원들은 카트에 담긴 음식과 음료를 팔기 시작한다.
침향낭인(沈香郎人)은 눈을 감고 있었지만, 음식 냄새가 코로
들어오면서 그걸 알 수 있다.
미스'헝'에게 뭘 좀 먹고 싶냐고 물으니 괜찮다고 한다.
출장지에 가서 해야 할 일들을 조금 의논한 후
특히 영상 촬영에 신경 쓰라고 미스'헝'에게 일러둔다. 다시 눈을 감는다.

비행기가 고도를 낮춘다는 걸 몸으로 느끼면서
침향낭인(沈香郎人)은 눈을 뜬다.
이내 기장의 착륙 준비를 알리는 맨트가 나온다,
의자를 바로 세우고 풀어 두었던 안전벨트를 다시 매고
승무원들의 지시에 열심히 따른다.
비행기는 이륙 후 1시간 40분 만에 방콕 '돈 무앙 Don Mueang' 국제공항
활주로에 아주 사뿐히 착륙을 한다.

방콕 '돈 무앙' 공항은 침향낭인(沈香郎人)에게도 초행길이다. 비행기가 멈춘 후
비행기 문이 열리고 한참을 걸어 이미그레이션에 도착을 한다.
약간 긴 줄이 이미 시 있다.
하지만 기다림 외에 다른 방법은 없다.
미스'헝'은 처음 경험하는 외국의 이미그레이션이
무서웠는지 약간 긴장한 모습이다. 내버려 둔다.
본인의 직접 경험이 가장 큰 선생님이다.

무사히 이미그레이션을 빠져나와 카페들이 있는 쪽으로 향한다.
카페로 가는 동안 미스'헝'은 이미그레이션을 통과할 때
심장이 떨렸다고 말하면서 웃는다. 음료를 주문하고 테이블에 앉는다.

이제 5시간의 시간 여유가 있다.
하지만 공항 밖으로 나가서 어디론가 이동을 하여시간을 보내기에는 좀 그렇다.
침향낭인(沈香郎人)은 일단 밖으로 나가 담배 한 대를 뽑아 문다.
몇몇 외국인들과 같은 공간에서 빨아댄다.
옆으로 큰 고가도로가 지나가고 있으며 그로 인해 공동 현상이
일어나 지나가는 자동차 소리가 크게 들려온다. 시끄럽다... 상당히
다시 공항 안으로 들어와 환전소에 들러 가져온 USD를 태국 '바트 Baht'로 교환한다.
핸드폰 심카드도 2개 사고 카페에서 음료를 즐기면서
심카드를 교체한다. 태국 돈은 미스'헝'에게 주고 지출을 맡긴다.

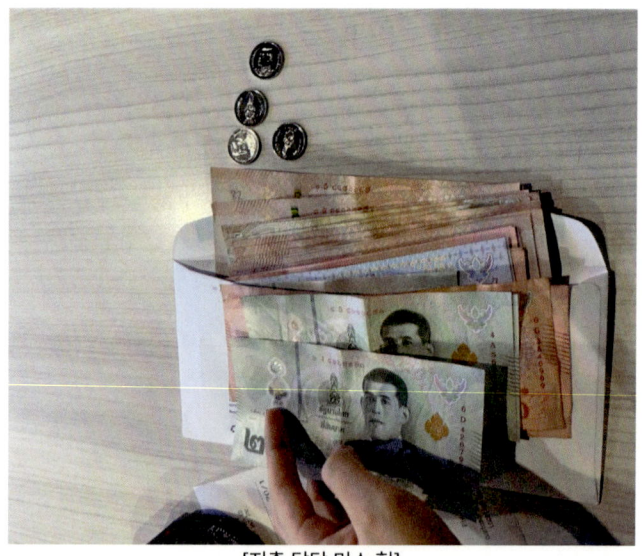

[지출 담당 미스 헝]

음료수를 다 마신 후 다시 국내선 탑승구에 가서 체크인을 한다.
다시 한번 짐 검사를 하고 국내선 공항 안으로 들어온다.

이제부터는 기다림이다. 침향낭인(沈香郞人)은 노트북을 꺼낼까 하다가 그냥 만다.
첫날부터 너무 많은 일을 하고 싶진 않았던 모양이다.
밥도 먹고 …
음료도 즐기고 …
핸드폰으로 음악도 듣고 …
유튜브 시청도 하고 …
그냥 공항 안에서 그렇게 시간을 보낸다.

그사이 두세 번 흡연실도 다녀온 것 같다. 환승의 시간은 정말 힘들지만 이젠
경험으로 몸이 알아서 스스로 잘 논다.

정말로 지루해 질쯤 '나콘 시 탐마랏'에 가는
비행기에 탑승하라는 방송이 나온다. 탑승은 아주 간단하다.
그냥 타면 된다. 이번에는 중간쯤의 자리이다.
자리를 잡고 주변을 보니 비행기 승객이 별로 없다.
여기저기 빈 좌석이 많다.
이미 어둠이 깔린 활주로를 치고 나가는 빨간색 에어아시아.
이 비행기는 오늘 몇 번을 이륙하고 착륙했을까?
쓸데없는 생각도 괜히 해 본다.

고도를 잡은 비행기에서는 '띵동' 하는 벨 소리가 나온다.
밖은 이젠 하루를 마감하듯 충분히 어두워졌다.
예상 시간 약 1시간 20분 약 750km의 거리이다.

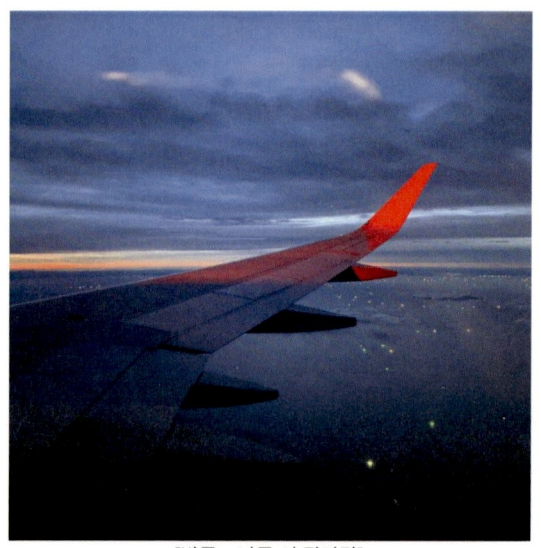

[방콕 - 나콘 시 탐마랏]

조금 지친 듯한 미스'형'은 조잘거리던 말이 없어졌다.
하긴 많이 긴장하고 힘들었을 것이다. 충분히 이해한다.
아주 오래전 침향낭인(沈香郞人)도 첫 해외여행
즉, '괌 Guam'에 갔었을 때가 생각난다. 참 많이 긴장했었다. 그때~
잠시 후 착륙한다는 기장의 안내 방송이 나온다.
아주 부드럽게 활주로에 비행기를 내린다.
착륙하는 걸 보니 아마도 '베테랑 veteran' 기장일 것이다.
비행기는 멈추고 곧 비행기 문이 열린다.
빨간색 '에어아시아' 유니폼을 입은 승무원들은 태국말로 잘 가라고 인사를 한다.
침향낭인(沈香郞人)도 미소로써 답을 한다.
드디어 침향(沈香)로드 '타이랜드'의 첫번째 목적지인
'등류미(登流眉)왕국 즉, '나콘 시 탐마랏'에 도착을 한다. 이미 캄캄한 밤이다.
오전 8시 '나트랑'의 사무실에서 출발을 했는데 밤 8시가 되어
목적지에 도착을 한다. 총 12시간이 소요 되었다.
긴 여정이었다. 자가용 비행기를 한 대 사야 할 듯... ㅋ

공항 안에서 인증 샷을 찍은 후 밖으로 나온다.

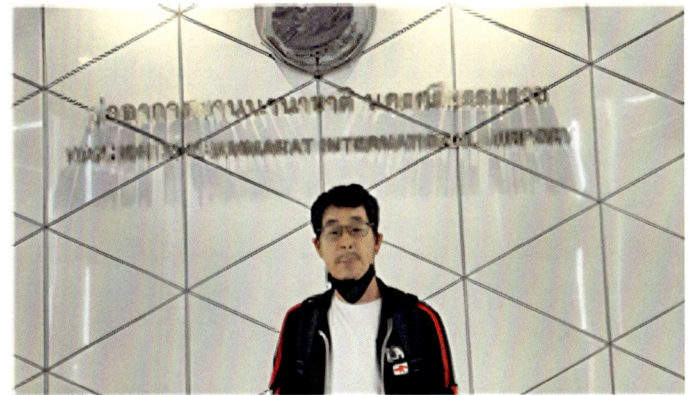

[나콘 시 탐마랏 국제공항]

이젠 예약한 호텔까지 이동을 해야 한다.
핸드폰에서 그랩 앱을 열고 택시를 예약하려는 순간
어떤 남자가 다가와서 침향낭인(沈香郎人)이 예약한 호텔 이름을
대면서 이 호텔 손님이 맞냐고 물어본다.
어?
침향낭인(沈香郎人)은 호텔에 자동차를 예약한 적이 없는데?
그냥 우연의 일치?
그 호텔 유니폼을 차려입은 직원은 손님을 마중 나왔는데
침향낭인(沈香郎人)이 그 사람인 줄 알고 물어봤던 것이고
호텔이 같았던 것이다.
이 또한 행운이다.
그 호텔의 미니밴에 올라타니 편하게 호텔까지 데려다준다.
정작 마중 나왔던 그 손님은 오질 않았던 것이냐.
차 안에서 침향낭인(沈香郎人)은 운전기사에게 왜 말을 걸었냐고
물어봤더니 미스'헝'이 택시 기사에게 호텔 이름을 물어보는걸
옆에서 들었다고 한다.
물론 나중에 체크아웃할 때 보니 자동차 이용 요금 계산서는 올라와 있었다.

암튼 침향낭인(沈香郞人)과 미스'형'은 편안하게 호텔에 도착한다.
호텔에 도착하니 4 스타 호텔인 이 호텔은 나름 새 건물에
규모도 상당하다.

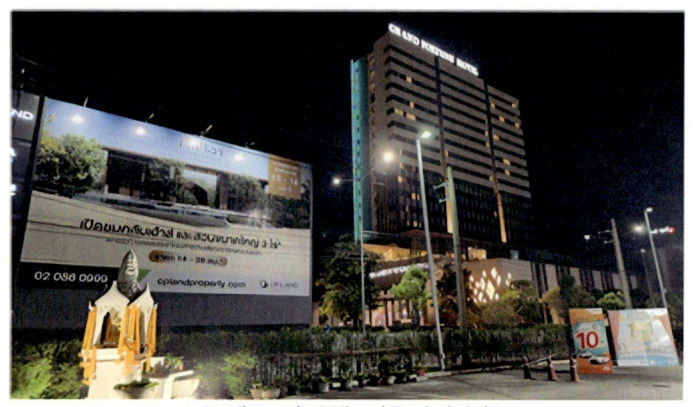

[그랜드 포츈 호텔 - 나콘 시 탐마랏]

일단 데스크에서 체크인을 하고 가방들을 방에 놔둔 채
곧바로 다시 로비로 나와 미스'형'과 함께 저녁 식사에 대한 의논을 한다.
구글 검색을 해서 맛집으로 이동을 할 것인가…
아님 주변의 식당에서 그냥 먹을 것인가… 미스'형'은 후자를 선택한다.
장시간 이동으로 아주 피곤한 상태였다.

호텔 건너편에는 큰 마트가 자리를 잡고 있어서 일단 걸어서 그곳으로 이동을 한다.
하지만 1층 식당가는 늦은 시간이어서인지 이미 식당들이
영업을 끝낸 상태여서 식사가 불가능했다.
다시길 건너편에 조그만 식당이 불을 밝히고 있어서
그곳으로 갔지만 식당이 맘에 들지는 않는다. 하지만, 이 지역은 아마도
약간 외곽에 위치한 지역이어서인지 주변에 더 이상의 식당은 보이질 않는다.
어쩔 수 없이 자리를 잡고 앉으니 젊은 태국 여종업원이 와서
수줍게 메뉴판을 건넨다.

메뉴판은 A4용지를 코팅한 상태다.
영어가 통용되지 않아 구글 번역기를 통해 어렵게 음식을 주문하고 앉아 있는데
생소한 음식들이 나온다.

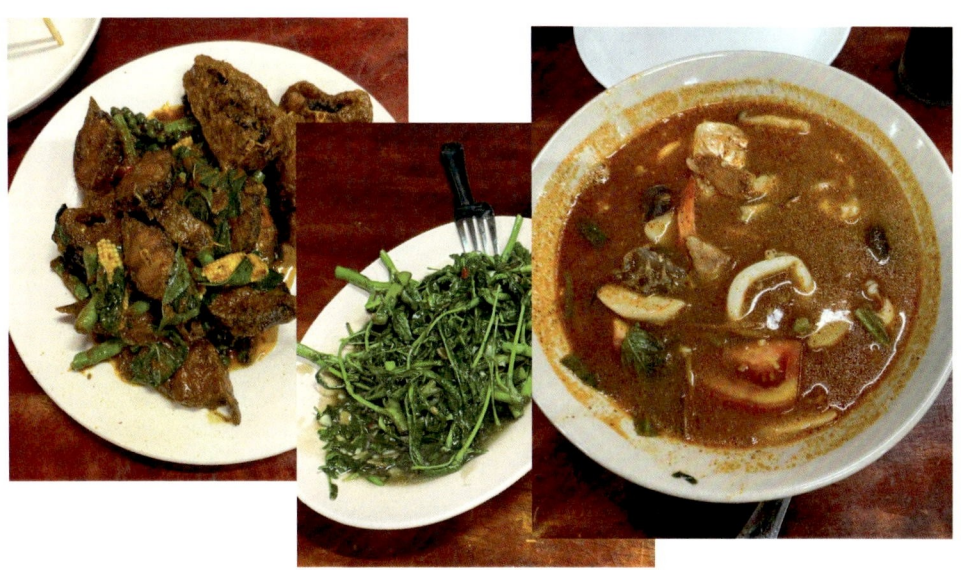

[나콘 시 탐마랏 - 로컬식당 저녁 식사]

음식들은 입맛에 전혀 맞질 않는다. 하지만 별다른 방법은 없다.
저쪽 테이블에서 웃옷을 벗은 채 더위와 싸워가면서
맥주를 들이켜던 나이 좀 들어 보이는 태국 남자 둘이서
뭐라 뭐라 하면서 침향낭인(沈香郞人)쪽 테이블을 신기한 듯 쳐다본다.

침향낭인(沈香郞人)과 미스'형'은 나온 음식을 그냥 먹는다.
같이 주문한 코카콜라가 가장 맛있다.
미스'형' 또한 음식이 맛이 없는 표정이다.
그렇게 먹는 둥 마는 둥 저녁 식사를 마치고 다시 걸어서 호텔로 돌아온다.

이젠 쉬어야 한다.

침향낭인(沈香郞人)은 미스'형'에게
내일 아침 뷔페식당에서 만나기로 하고
방으로 들어가 샤워를 하고 침대에 누우니
긴 하루의 일정이 스쳐 지나간다.
아주 긴 하루였다.

이름도 생소한 이 도시의 불빛들이 창밖으로 보인다.

피곤하여 쥐도 새도 모르게 잠이 든다.

ChimHyangNangIn

※ 제2일 차

깊은 숙면을 했다. 자면서 한 번도 깨지 않고 아침까지 푹 잤다.
침대의 쿠션도 아주 만족스럽다.
어제의 피로감이 침향낭인(沈香郞人)에게 숙면을 제공해 주었다.
역시 잠이 보약이다.

편안한 샤워를 마치고 미스'형'에게 1층 뷔페식당에서 만나자고
문자를 보낸 후 엘리베이터를 타고 내려간다.

잔잔한 클래식 음악이 흐르는 식당은 상당히 고급스럽다.
별로 많지 않은 손님들이 조용히 앉아서 아침 식사를 즐기고 있다.

미스'형'도 금방 도착을 한다.
아침 식사를 호텔 뷔페로 해결할 수 있다는 것은 간편해서 좋다.
제일 먼저 뜨거운 블랙커피를 한 잔 마신다.
이미 맛있는 베트남 커피에 중독된 침향낭인(沈香郞人)은
이곳의 커피에는 생소한 맛을 느끼지만 그래도
아침에 뜨거운 커피를 한잔할 수 있다는 데에 아주 만족한다.
어제의 피로 때문이었을까? 맛있게 음식을 먹지는 못한다.
빵 한 조각, 약간의 샐러드가 전부다.

아침 식사를 하면서 미스'형'과 오늘의 일정을 의논한다.
구글 검색으로 알아본 '국립 나콘 시 탐마랏 박물관'은
하필 오늘이 휴관일이다.
하지만 또 하나의 박물관을 이미 알아 두었다.

시립 '나콘 시 탐마랏' 박물관이다.
다시 방으로 돌아와 배낭을 메고 1층 로비에서 합류한다.
미스'형'은 핸드폰 앱을 열어 그랩 택시를 예약한다.
미스'형'이 그랩 택시를 잡는 것만 도와줘도 침향낭인(沈香郎人)은
상당한 편리함을 느낄 수 있다. 호텔 로비를 나오니 뜨거운 공기가 확 달려든다.
오늘은 땀 좀 흘릴 것 같다는 예감이 든다.
도착한 택시를 타고 약 20분 정도를 이동하니 자그마한 박물관이 나온다.
큰 기대를 할 수 없을만한 규모이지만 일단 들어가 본다.
방문객도 거의 없다. 무료 입장이다.

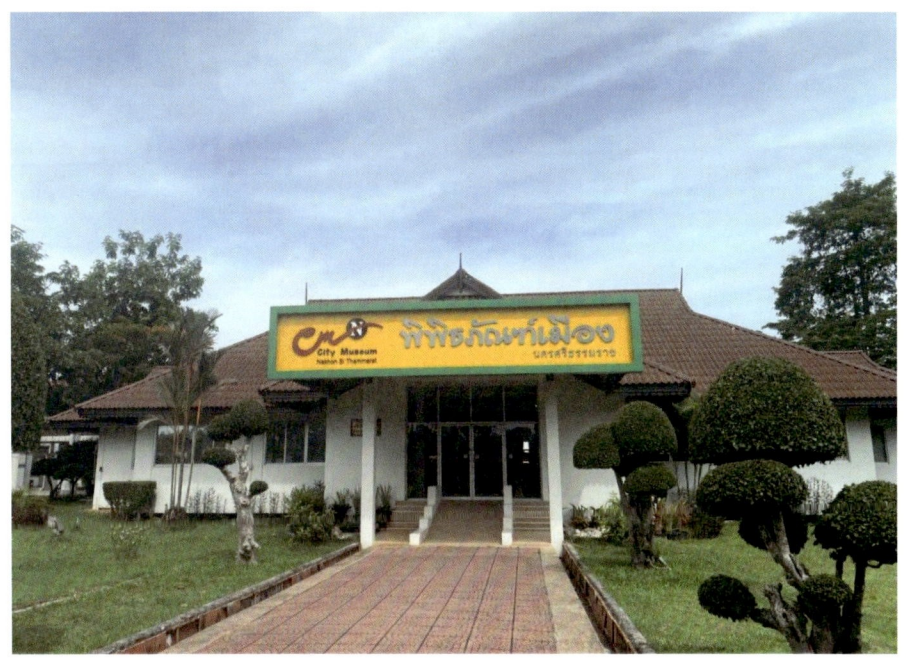

[나콘 시 탐마랏 시립 박물관]

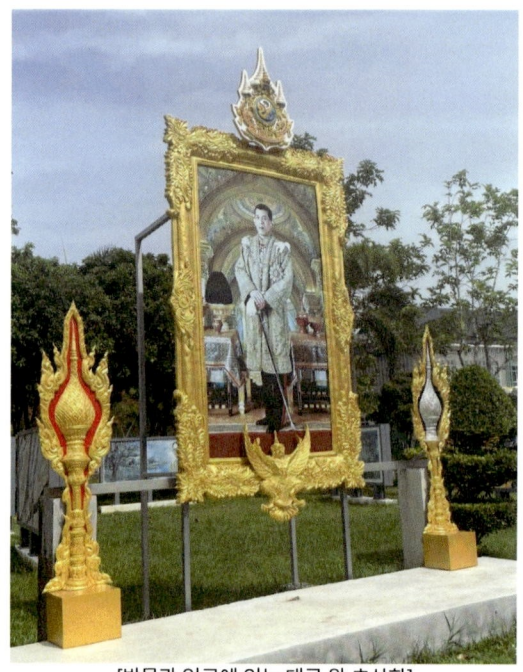

[박물관 입구에 있는 태국 왕 초상화]

안으로 들어가 보니
'나콘 시 탐마랏'에 대한 역사가 주로 사진으로 또는 조각으로 전시되어 있다.

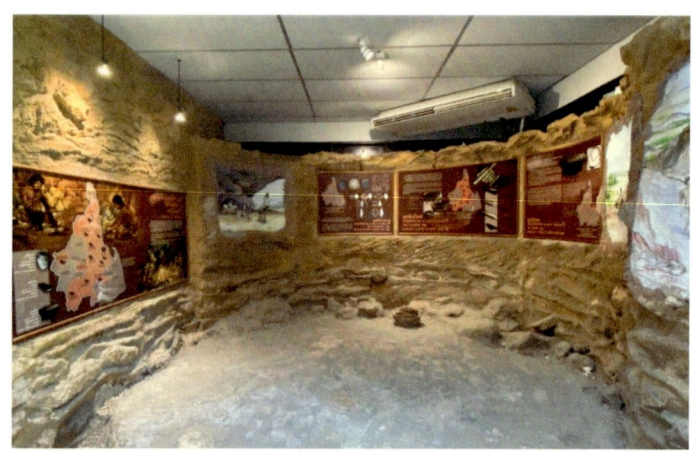

[박물관 내부]

하지만, 이 작은 도시가 과거의 '등류미왕국'이었다는 기록이나 문물은 아직 없다.
지금 침향낭인(沈香郎人)이 찾고 있는 것은 단 하나,
침향(沈香) 실물이나 침향(沈香郎人) 관련 기록들이다
하지만, 두 개의 건물로 이루어진 박물관 첫 번째 건물에서는
아예 침향(沈香)관련 흔적을 찾을 수 없다.

두 번째 건물로 이동을 위하여 밖으로 나오니
'리셉션'에서 보았던 여직원이 침향낭인(沈香郎人)에게 다가왔다.
무얼 찾고 있냐고 태국어로 질문을 한다.
침향낭인(沈香郎人)은 재빨리 구글 번역기를 돌려
'나는 침향(沈香) 기록을 찾고 있다'라고 태국어로 번역하여 그녀에게 보여줬더니
아하... !! 알아들었다는 듯이 바로 따라오라고 손짓하며 앞장서
옆의 건물로 데리고 간다.
첫 번째 건물보다 더 크고 나름 박물관같이 보이는 모습이다.
역시 모든 일에는 전문가가 필요하다.
침향낭인(沈香郎人)을 한쪽 구석으로 데려가니 거기에는 사람 모양의
밀랍 인형들이 서 있고 이것저것 많은 특산품을 만들어 놓은 형태들이 전시되어 있다.
꼼꼼하게 살펴보니 태국 사람이 아랍 사람에게
코끼리 상아를 들고 흥정하는듯한 모습을 연출해 놓은 것이다.
그 밑에 바리바리 봇 자루가 있는데 거기에 나무 조각과 여러 곡식이 있으며
서각(犀角)이라 불리는 코뿔소 뿔 모형도 있다.
그 오래전, 이 등류미(登流眉) 왕국에서 활발한 무역이
이루어졌음을 알 수 있는 대목이다.

하지만 침향(沈香)의 흔적은 여전히 찾을 수가 없다.
세계 최고등급이 침향(沈香)이 생산되던 지역인데
왜 침향(沈香)은 없다는 말인가?
실망하면서 그 옆에 적어 놓은 영어 안내문을 보는 순간 !

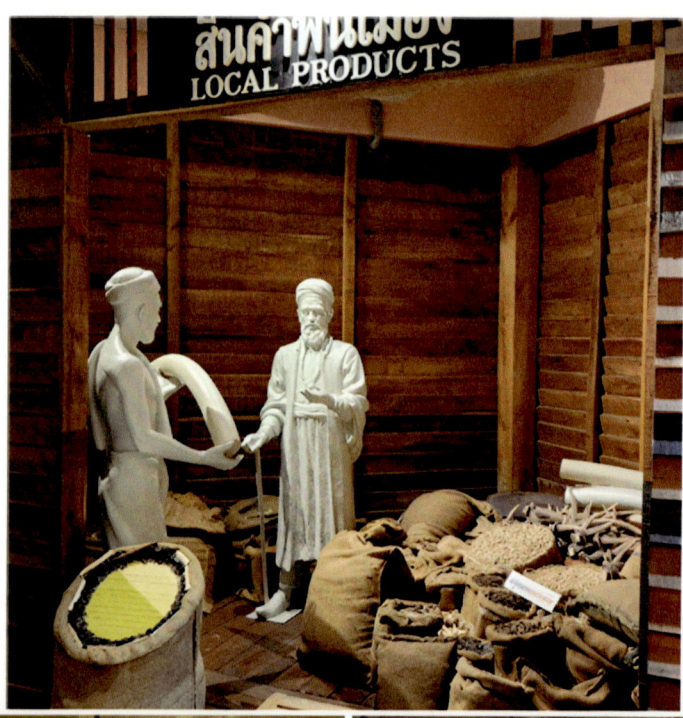
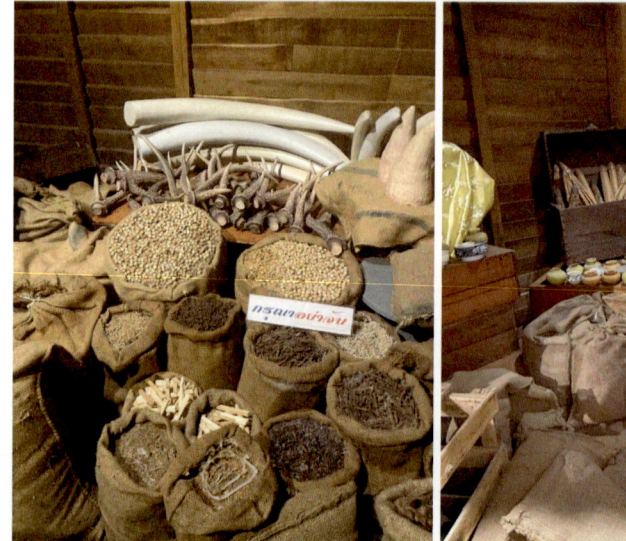
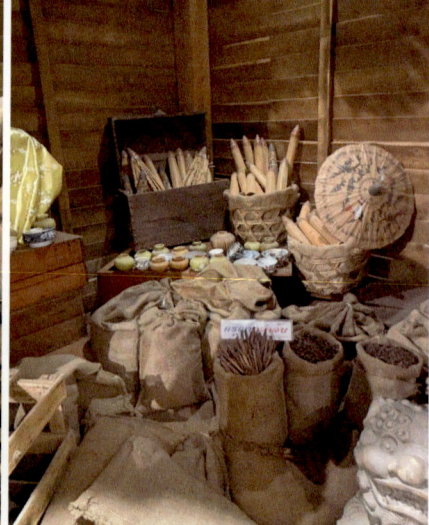

[박물관 내부에 있는 고대 무역 상황 연출 장면]

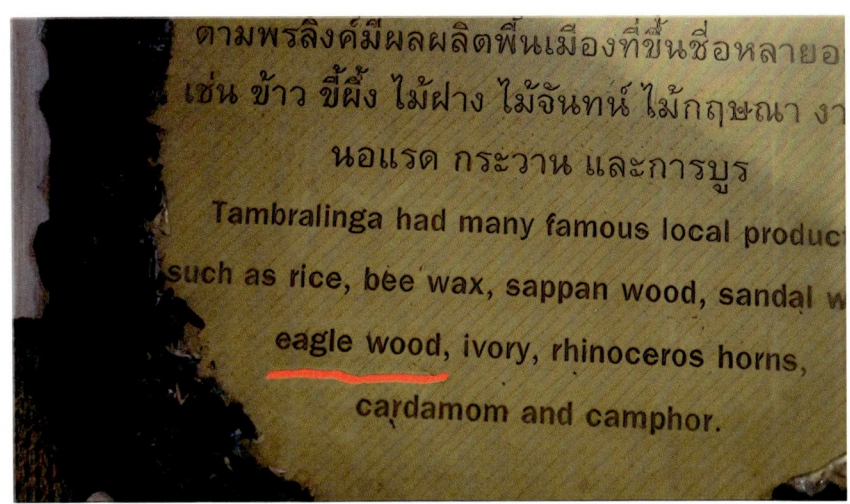

[박물관 내부에서 본 침향 무역 내력]

거기에 영어로 'Eagle Wood' 이글 우드(Eagle wood)[7] 라고, 분명히 적혀 있다.
아~~~ 드디어 찾았구나 !!!

과거 이 '등류미왕국'에서 침향(沈香)을 거래했다는 흔적을
두 눈으로 보게 된 것이다. 여기에 온 보람을 느끼는 순간이다.
침향낭인(沈香郞人)은 이거 하나로도 충분히 만족한다.
이 '이글 우드' 한 글자에 그동안 책으로만 배워왔던 그 궁금증이
한순간에 날아가 버린다. 이 얼마나 고대했던 순간인가 !
1천여 년 전 바로 이곳에서 생산된 침향(沈香)을 중국이나
아랍 쪽으로 수출 했던 것이다.
흥분되는 마음을 진정하고 더더욱 상세하게 주변을 살핀다.

---

7) 이글우드(eagle wood) - 침향의 영문식 표기 중 하나   -침향낭인-

옆의 조형물들을 보니 중국 상인과 비단 거래도 하고
서양 사람들 같이 보이는 사람들과 뭔가 거래를 하는 모습들이다.
이 '등류미왕국'이 해상 중간 무역의 거점이었다는 걸 알 수 있는 대목 들이다.

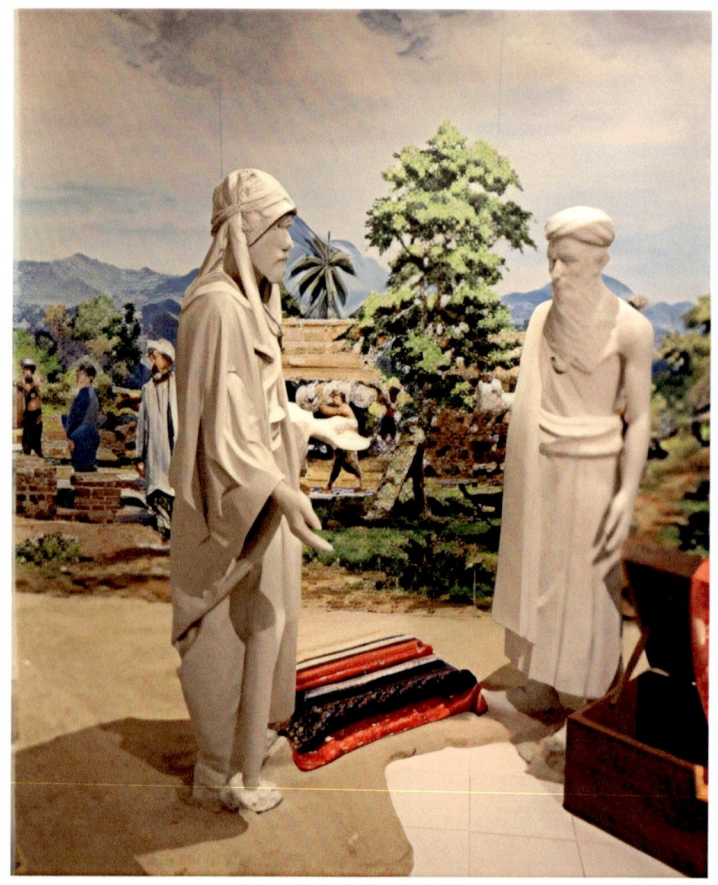

[과거 무역 거래중인 상인들]

한참을 상세하게 살펴본 후
그 박물관 여직원에게 고맙다는 인사를 표한 후 박물관을 빠져나온다.
마음이 뿌듯했던 시간이었다. 정말 행복한 순간이었다.

밖으로 나오니 태국 남부의 찌는듯한 날씨가 덮치고 만다.
주변을 살피니 왼쪽 2~3백 미터의 거리에 몇몇 노점상들이 눈에 들어온다.

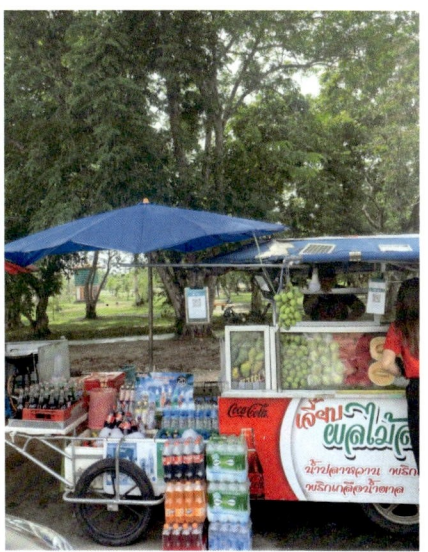 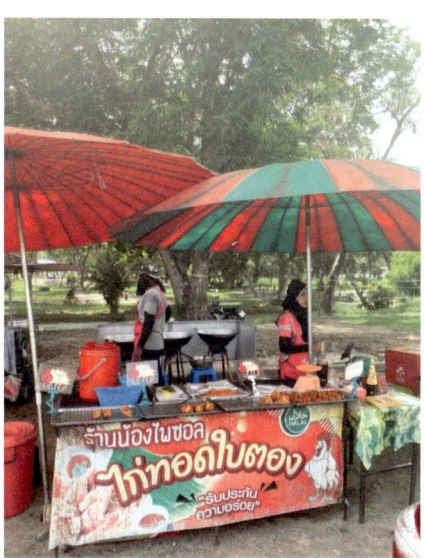

[길거리 상점]

침향낭인(沈香郎人)과 미스'형'은 쏟아지는 뜨거운 햇살을 안고
뚜벅뚜벅 걸어가 본다.
리어카로 만들어진 몇 개의 노점상들은 돗자리까지 깔아 놓고 한창 영업 중이다.
시원한 코코넛 쥬스를 한 잔 들고
뒤쪽에 마련된 돗자리에 앉는다.
미스'형'은 뭔지 모를 열대과일을 선택했다.

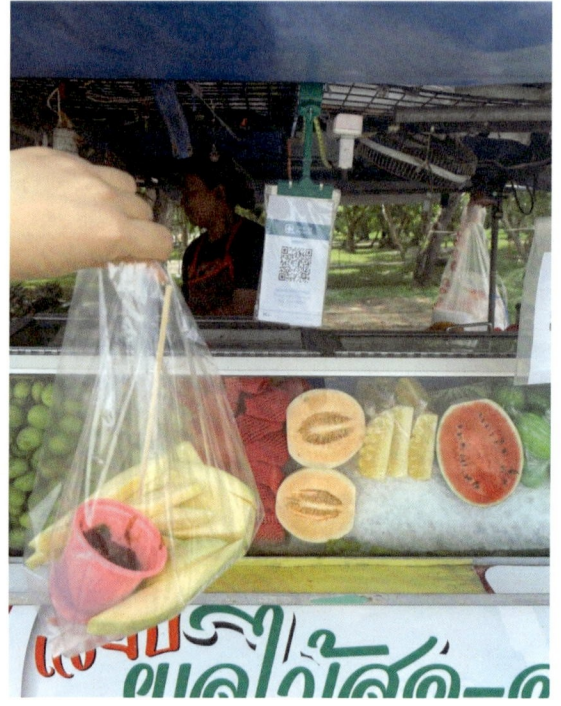
[길거리 상점 열대과일]

큰 나무 아래 돗자리 위로는 그늘이 크게 져서 전혀 덥지 않다.
건너편에는 큰 운동장이 있으며 수많은 학생이
운동도 아니고 무슨 행사를 하는듯한 모습이다.
아... 이래서 여기에 노점상들이 자리를 잡았구나~
일단 어느 정도 찌는듯한 무더위는 식인 후
미스'형'은 다시 그랩 택시를 예약한다.

다음 행선지는 '나콘 시 탐마랏'에 있는 가장 큰 사찰로 간다.

'왓프라 마하탓 워라마하위한 WatPhra Mahathat Woramahawihan'[9] 이다.
택시가 도착하여 타니 에어컨으로 인하여 택시 안은 너무나도 시원하다.
가까운 거리에 있는 사원에 금방 도착을 한다.
입구부터 보이는 커다란 탑이 상당히 웅장하다.

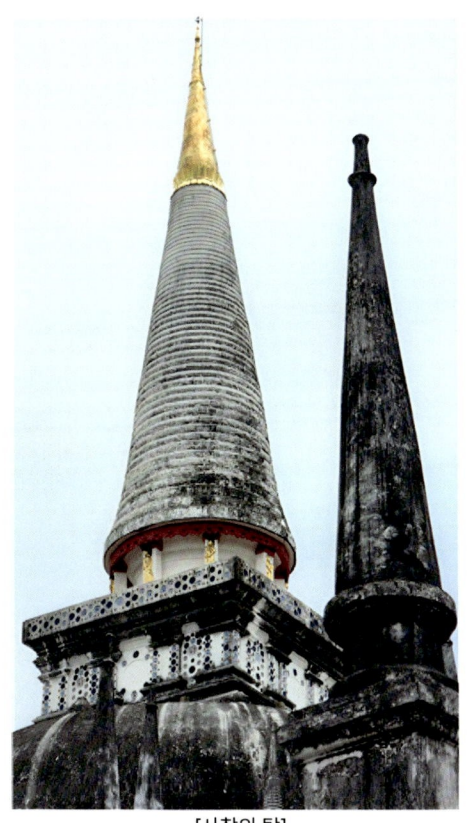

[사찰의 탑]

---

8) 왓 프라 마하탓 워라마하위한(태국어 : วัดพระบรมธาตุวรมหาวิหาร)은 태국 남부 나콘시탐마랏 주의 주요 불교 사원(왓)이다. 사원의 주요 사리탑 인 프라 보롬마탓 체디('위대한 고귀한 유물 사리탑')는 13세기 초 스리 담마소카라자 왕이 이 지역의 상좌부 불교 종파의 상징으로 건립했다. 이 사원에는 석가모니의 치아가 보관되어 있다고 전해진다
ㅡ 위키백과ㅡ

많은 생각을 하면서 안쪽을 향하여 이곳저곳 구경을 한다.
침향낭인(沈香郎人)의 눈은 침향(沈香)을 찾고 있다.
과거 자연 속에서 침향(沈香)이 발견되면 사찰로 시주하는
경우가 아주 많았기에 혹시 여기에도 그런 일이 있어
자연산 침향(沈香)을 발견할 수 있을까 하는 마음이 있기에...
행여나 하는 마음이 있다.

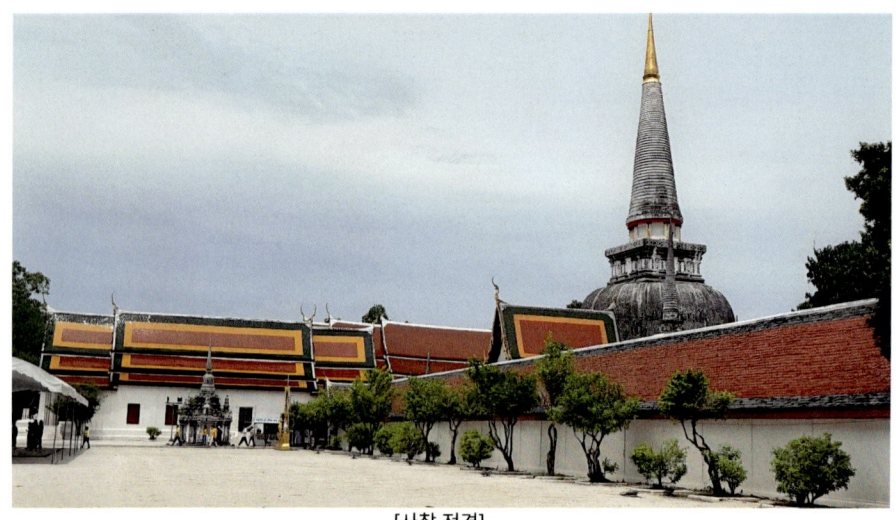

[사찰 전경]

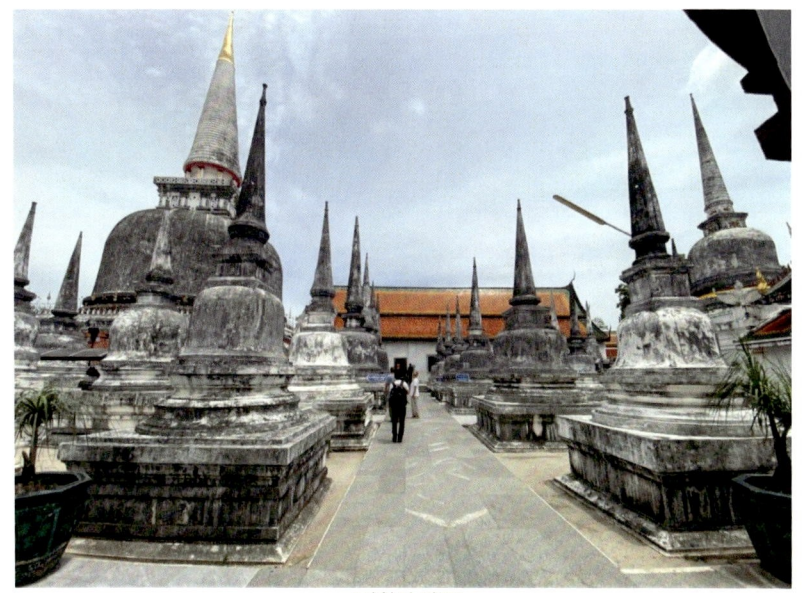

[사찰의 탑들]

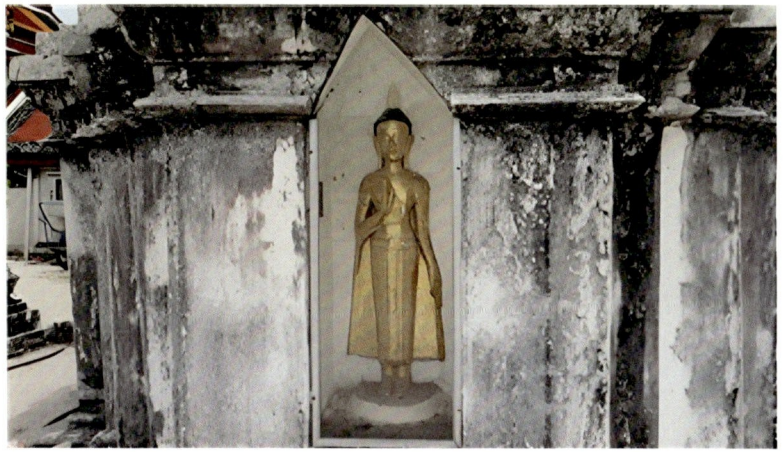

[탑에 조성된 부처님 조각]

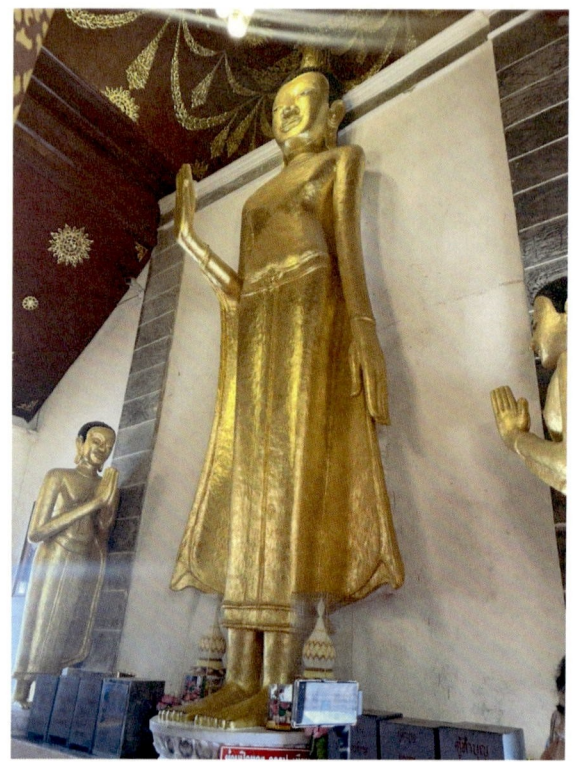
[금박 부처님]

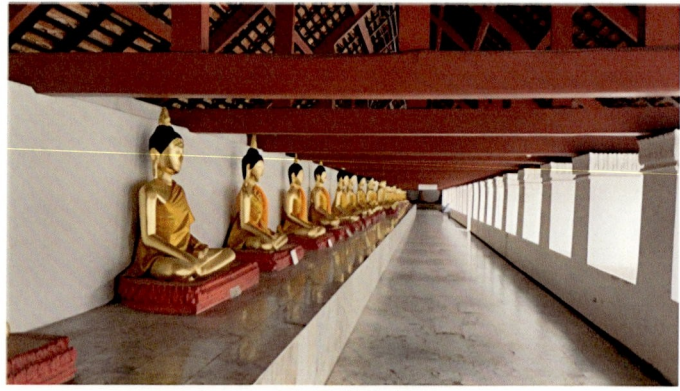
[많은 부처님 상]

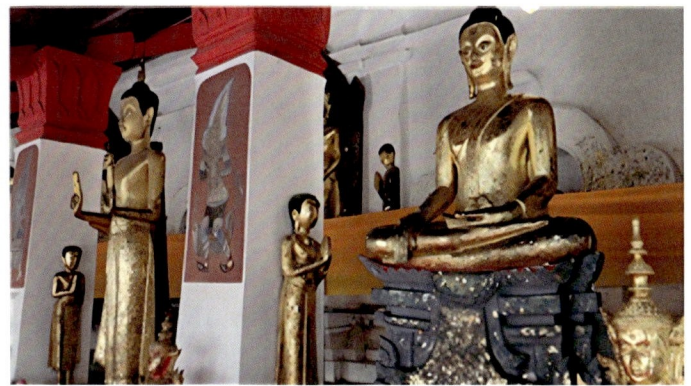
[사찰 내부]

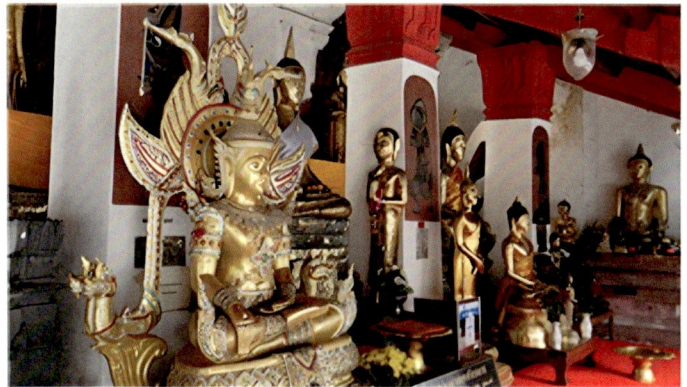
[사찰 내부]

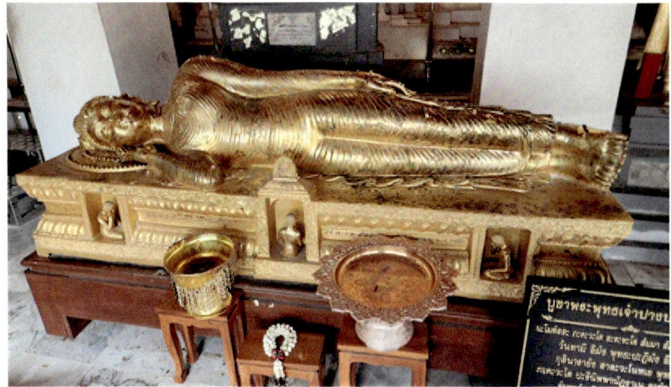
[와불]

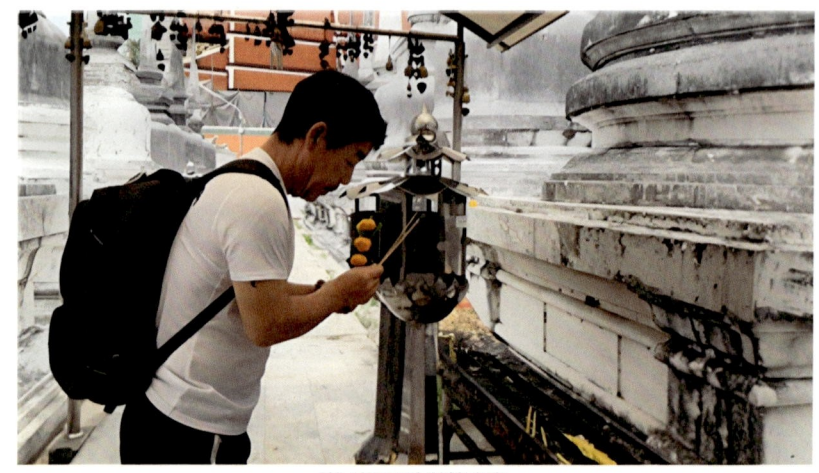

[향 시주중인 침향낭인]

한쪽에 사찰을 찾는 신도들을 위하여 향을 피우는 공간과 촛불을 밝힐 수 있는 공간이 따로 마련되어 있다.
향로에서는 침향(沈香)이 아닌 백단(白檀)향이 타오르고 있다.
침향낭인(沈香郎人)도 백단향을 한 개에 불을 붙여 향 시주를 한다.
발걸음을 옮겨 대웅전으로 향한다.
한국의 사찰들과는 많이 다른 대웅전 내부의 모습들이다.
몇몇 태국인들이 지극정성으로 절을 하고 있다.

가볍게 목례만을 마친 침향낭인(沈香郎人)은 대웅전을 빠져나온다.
사찰 내 이곳저곳을 한참 둘러봤지만, 침향(沈香)의 흔적은 찾을 수 없다.
사찰안에 있는 박물관까지 다 둘러보았지만
침향(沈香)의 흔적은 찾을 수 없다.

다시 입구 쪽을 향해서 걸어 나오는데 또 다른
멋진 시주(施主)를 하는 공간이 나온다.

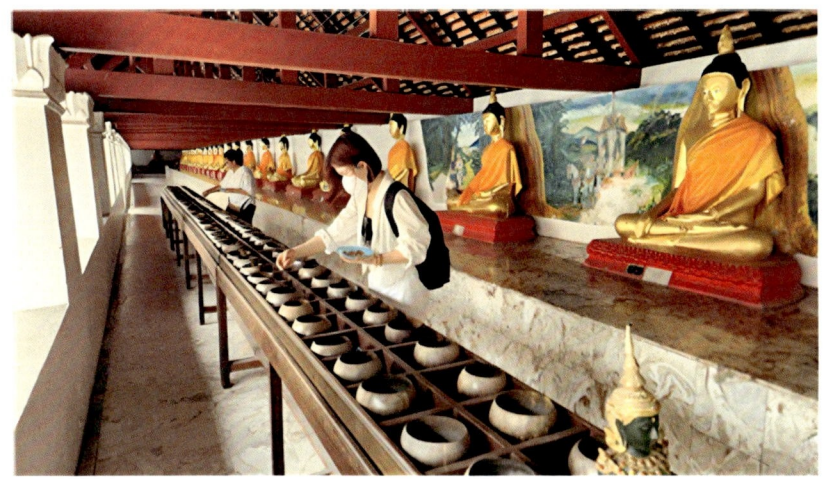

[시주중인 미스 헝]

미스 '헝'은 곧바로 행동에 들어간다.

밖으로 나오니 사찰 옆에 사찰 용품들을 파는 상점들이
꽤 규모를 갖추고 있다.
거기 상인들에게도 여러 번 침향(沈香)에 관해서 물어보지만
아무도 알 수가 없다고 한다.
약국에 가보라는 조금 황당한 소리를 하는 사람도 있다.

땀을 많이 흘려 빠르게 피곤해지면서 허기도 진다.
시원한 에어컨이 켜진 깔끔한 식당으로 발길을 재촉한다.
더위에 지친 몸을 식히기 위해 그저 식당 같이만 보이면 들어간다.

에어컨이 작동되고 있는 식당에 도착한 침향낭인(沈香郞人)과 미스'형'은
메뉴판을 보고 뭔지 모를 음식을 그냥 주문한다.
맛있어 보이는 음료와 음식이 도착을 하고 배고픔에 맛있게 먹어 치운다.
뭔지는 모르지만, 맛은 있다.
너무 매운 것만 빼면.

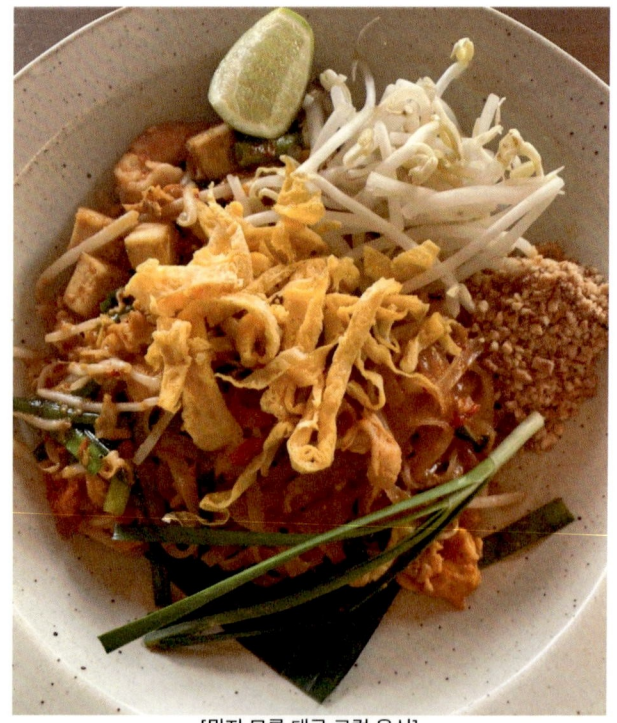

[뭔지 모를 태국 로컬 음식]

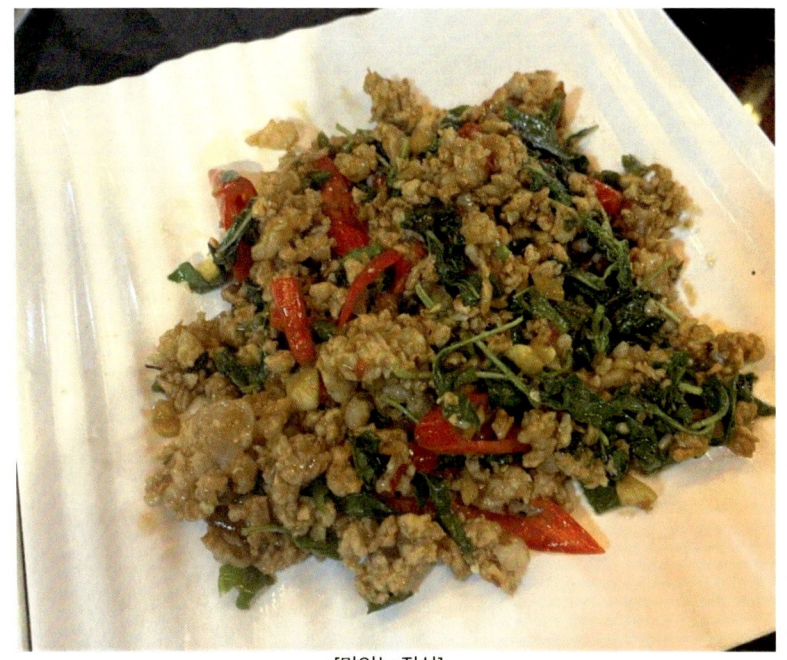

[맛있는 점심]

식사를 하고 나니 갑자기 더 피곤해진다.
호텔로 돌아가 좀 쉬기로 하고 그랩 택시를 탄다.

호텔로 돌아와 미스'형'과는 2시간 후 로비에서 만나기로 하고
방으로 들이긴다.

찬물로 긴 샤워를 하면서 뜨거워진 몸을 씻어낸다.
그리곤 에어컨을 가동하고 푹신한 침대에 누워 낮잠을 청한다.

하지만 잠은 오질 않고 자꾸 시립 박물관에서 보았던
'이글 우드'가 머릿속에서 왔다 갔다 한다.
그리곤 상상으로 약 천 년 전으로 돌아간다.
머릿속에서는 한편의 천 년 전 드라마가 만들어지고 있다.
약간의 피로를 떨쳤고, 노트북을 열고 앉아
오전에 있었던 일을 꼼꼼하게 기록한다.
언젠가 기회가 되면 책을 쓰고 싶은 욕심이다.

금방 2시간이 지나고 나니 밖은 서서히 어둠이 시작된다.
미스'형'에게 나가자고 문자를 보내고 로비로 향한다.

로비에서 미스'형'에게 저녁 식사는 어디에서 하냐고 묻는다.
미스'형'은 맛집을 찾아냈다고 한다.
다시 그랩 택시를 타고 멀지 않은 식당으로 이동을 한다.
도착한 식당은 많은 손님이 있으며 음악도 상당한 볼륨으로 쿵쿵거리고 있다.

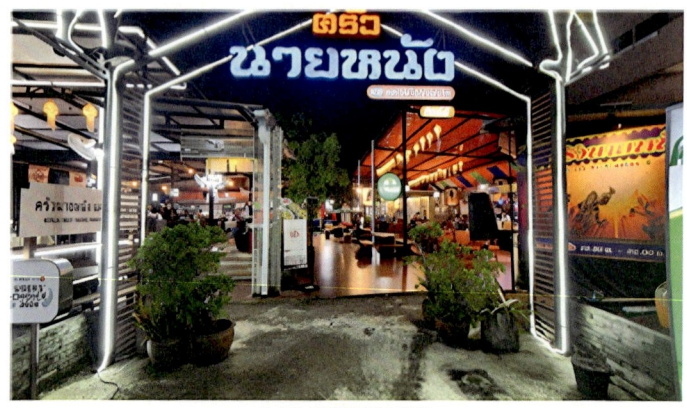

[나콘시 탐마랏 맛집]

태국 음악이니 알 리가 없지만 저음의 베이스는 아주 좋다.
자리를 잡고 앉으니, 종업원들이 메뉴를 가져다준다.
하지만 태국 음식을 알 수가 없어 사진을 보고 그냥 맛있어 보이는 음식을 주문
한다. 코코넛으로 요리한 듯한 음식 하나가 너무 맛있어서
마지막 한 숟가락까지 다 먹는다. 정말 맛있게 먹는다.
나중에 알았지만, 이 음식은 '그린 커리 green curry'이며
태국어로는 '깽 키아오완 แกงเขียวหวาน '이다.

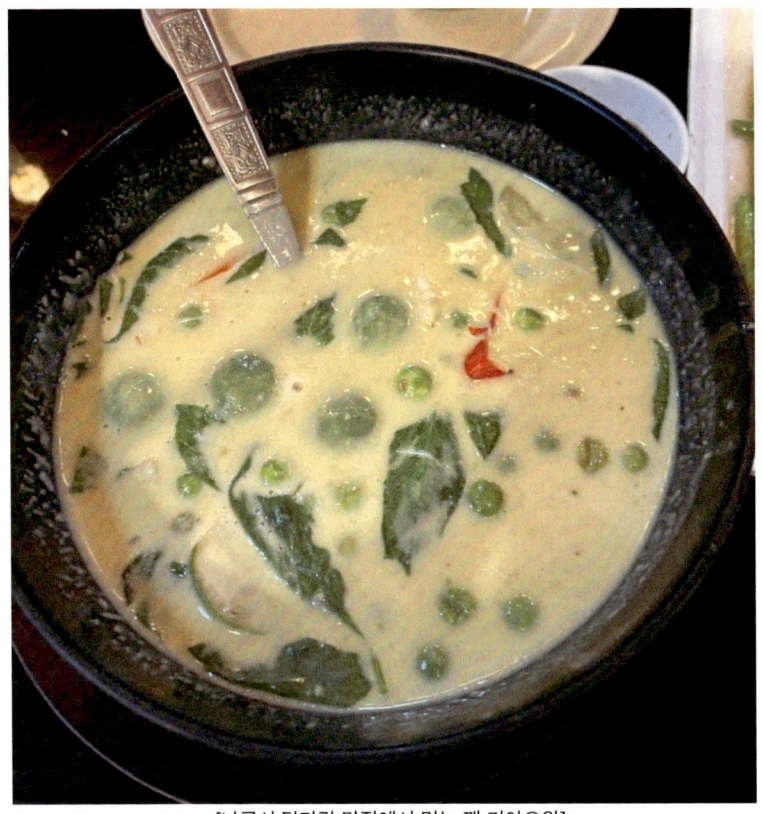

[나콘시 탐마랏 맛집에서 먹는 깽 키아오완]

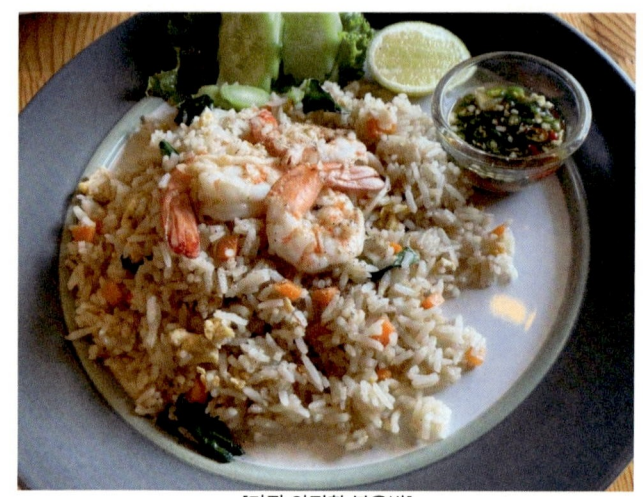
[가장 안전한 볶음밥]

코카콜라로 입가심한다.
미스'형'도 맛있는지 열심히 먹는다.
배가 부르다. 그럼 됐지 뭐 ~~~
배도 채웠고 이제는 야시장으로 옮겨 본다.
역시 그랩 택시를 타고 이동한다.

도착한 야시장은
방콕 같은 대도시 야시장에 비하면 그 규모는 아주 작지만
나름 이것저것 갖추어 놓은 야시장이다.
한가지 특징이 있다면 거의 모든 사람이 무슬림 복장을 하고 있다는 것이다.
태국의 남부 말레이반도는 거의 모든 사람의 종교가 이슬람이다.

크게 감탄하거나 멋지진 않고 30분 정도 야시장을 둘러본 후
침향낭인(沈香郞人)과 미스'헝'은 시내 중심에 있는
'Old City Wall'⁹⁾로 자리를 옮긴다.

과거에 아마도 성(城)이 있었던 자리였던 것 같다.
상당한 두께의 성벽이 무너져 있는 상태로 야간 조명을 받아 아주 멋지다.
일종의 아픈 역사일 듯한데 그저 한 장소의 여행지처럼 보이기만 한다.
큰 광장이 중앙에 자리를 잡고 있으며 그 반대편에는
빛나는 하얀색으로 칠 한 멋진 건물이 밤 조명에 더욱 환하게 빛난다.

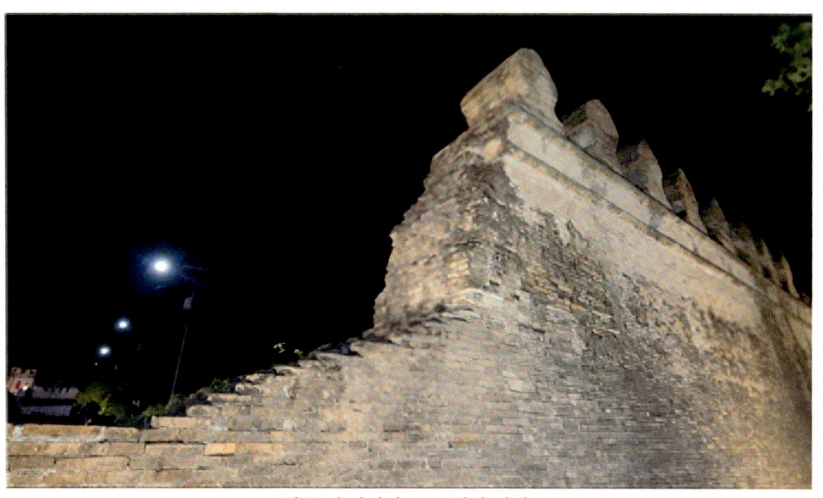

[나콘 시 탐마랏 구 도심지 성벽]

---

9) 이 성벽은 Phra Chao Sithamma Sokarat이 Had Saai Kaew에 도시를 건설할 때 통치 기간에 건설되었다고 한다. 그는 도랑으로 둘러싸인 성벽을 건설했다. 성벽과 도시의 많은 부분이 여러 번 개조되었을 것으로 추정된다.
그래도 성벽의 오래된 선은 잘 보존되었다.   -위키백과-

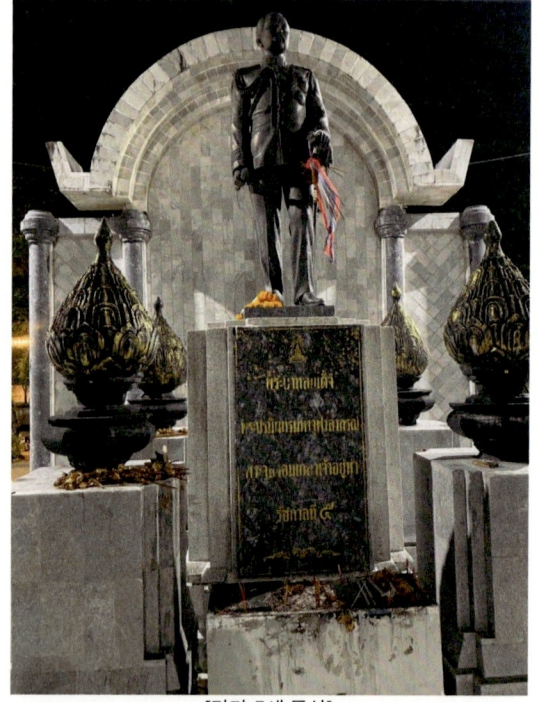

[라마 5세 동상]

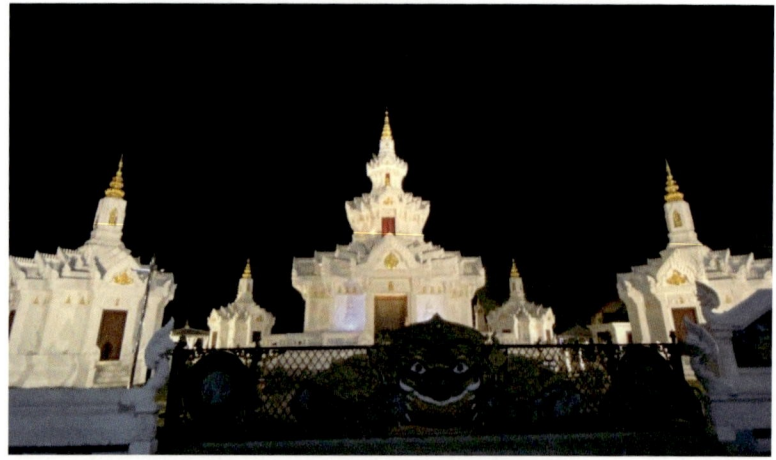

[San Lak Mueang Nakhon Si Thammarat]

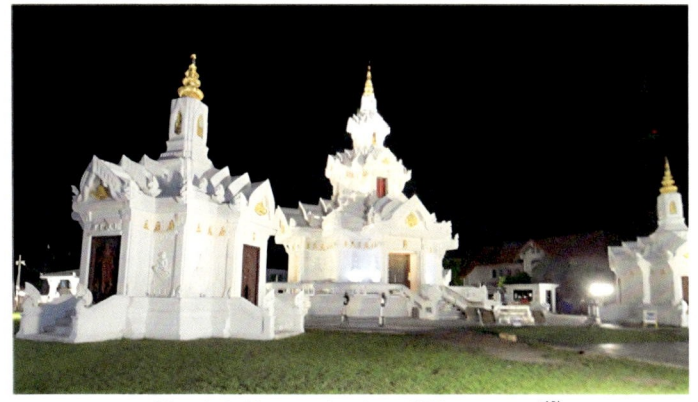

[San Lak Mueang Nakhon Si Thammarat][10]

가까이 가 보니 더더욱 아름답다.
이미 문을 닫아 안으로는 들어갈 수 없지만 충분히 아름답다.
내일 만약 시간이 된다면
다시 한번 와서 내부에도 들어가 보면 좋을 듯하다.

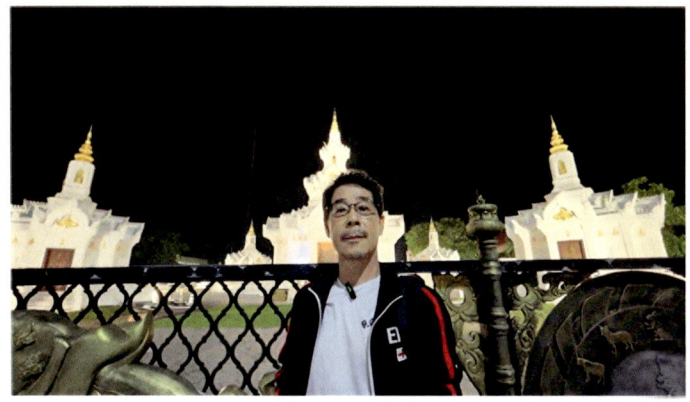

[기념촬영]

---

10) San Lak Mueang Nakhon Si Thammarat]-락무앙 (태국어 : หมืบ , 발음 [làk mɯa̯ŋ])은 태국 대부분의 도시에서 발견되는 도시 기둥이다. 일반적으로 Chao Pho Lak Mueang(้ จับพ่อนหมื , [tɕâw pʰɔ́ː làk mɯa̯ŋ]), 도시의 정신 신. 고대 전통과 브라만 관습을 계승하여 건설되었는데, 이는 도시를 건설 하기 전에 아카시아 나무 차이야프룩(태국어 : ชัยพฤกษ์)으로 만든 단일 도시 기둥 의식인 헬드(Held "Lak Muang")와 관련이 있다고 믿었기 때문이다. 헬드는 도시를 건설하고 시민들의 영혼의 중심이 되는 주요 목표를 위해 건설되었다. —위키백과—

이미 밤이지만 바람 한 점이 없어서 밤공기는 상당히 후덥지근하다.
넓은 광장의 한쪽에서는 블루투스로 연결된 그다지 크지 않은
이동식 스피커에서 한국 노래가 빠른 비트로 흘러나오고 몇몇 학생들이
교복을 입은 채로
침향낭인(沈香郎人)이 가끔 TV에서 보았던 그 군무 같은 춤을 추고 있다.
그 학생들의 온몸은 이미 땀으로 다 젖어 있다. K-Pop！ 얼마나 더울까?
그 열정에 침향낭인(沈香郎人)은 박수를 보낸다. 문화의 힘은 정말 강렬한 것이다.
총과 칼보다 더 무서운 게 바로 문화의 점령이다라고 생각해 본다.

길거리 좌판에서 찬 음료의 힘을 조금 빌려 본다.
얼음을 띄운 플라스틱 컵에 생수를 붓고 조금 흔들어 마시니 조금 낫다.

뜨거운 날씨 속에 하루가 지나간다.
내일은 국립 '나콘 시 탐마랏' 박물관에 갈 예정이다.
좋은 성과가 있기를 바란다.

미스'형'이 예약한 그랩 택시를 타고 호텔로 돌아온다.

내일 아침 만나기로 하고 각자의 방으로 들어간다.

샤워를 마친 후 '나트랑'에서부터 챙겨 온 보이차를 꺼내
물을 끓이고 뜨겁게 차를 마신다.
피곤하지만 여유도 있고 낭만도 있는 밤이다.

잠자리에 든다.
째즈 음악을 약한 볼륨으로 켜둔다.

ChimHyangNangIn

※ 제3일 차

눈을 뜬다.
창으로 몇 걸음 다가가 진한 밤색 커튼을 옆으로 밀어제친다.
강한 아침 햇살이 방안으로 순식간에 퍼져 나간다.
13층에서 바라보는 도심의 풍경은 다소곳하다.
연한, 아주 연한 안개가 동네 낮은 집들의 위에
조금씩 스며들어 있는 게 보인다. 연하지만 하늘에는 많은 구름이 있어서
햇살을 강하게 쏟아내진 않지만 딱 보기에도 더워 보이기는 한다.

화장실로 들어가 고양이 세수를 한다.
옷을 운동복으로 바꿔 입고 엘리베이터를 타고 1층 뷔페식당으로 향한다.
창가 테이블에 자리를 잡고 커피 한 잔을 가져올 때
미스'형'이 들어와 자리에 합류한다. 잠을 많이 잤는지 눈이 좀 부어 있는
모습이다. 여전히 얼굴에는 밝은 미소가 한가득이다.
역시 여행 중 아침의 시작은 뷔페에서 마시는 커피 한 잔이다.
가볍게 빵 2조각, 야채 샐러드, 열대과일로 아침 식사를 한다.

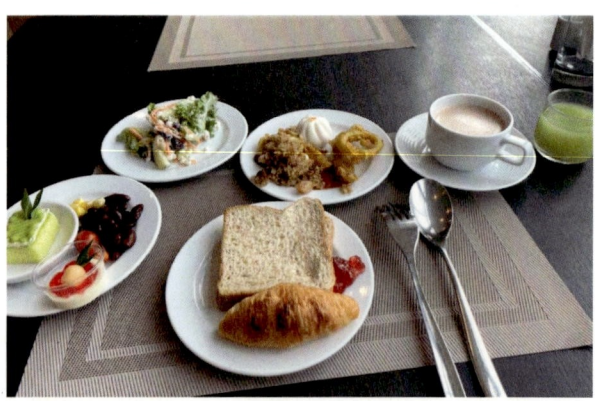

[호텔 아침 식사]

식사하면서 미스'형'과 오늘의 일정을 의논한다.

첫 번째 일정은 어제 가지 못한
국립 '나콘 시 탐마랏' 박물관을 가는 것이다.
두 번째 일정은 박물관을 관람한 후 결정하기로 한다.
맛있는 식사를 마치고 방으로 돌아와 열심히
샤워를 하고 밖으로 나갈 준비를 한다.

배낭에는 간단한 촬영 장비, 생수, 타올, 칫솔. 치약 등을 담는다.
다시 1층으로 내려간다.

국립 '나콘 시 탐마랏' 박물관에 가는 이유도 간단하다.
침향(沈香) 관련 기록이나 혹시 모를 실물을 찾기 위함이다.
1층 로비에 먼저 도착한 미스'형'은 이미 그랩 택시를 예약했다고 한다.
잠시 후 도착한 택시를 타고 멀지 않은 거리를 이동한다.
도착한 박물관은 국립이라는 단어를 쓰기에는
그 규모가 너무 작아 보인다.

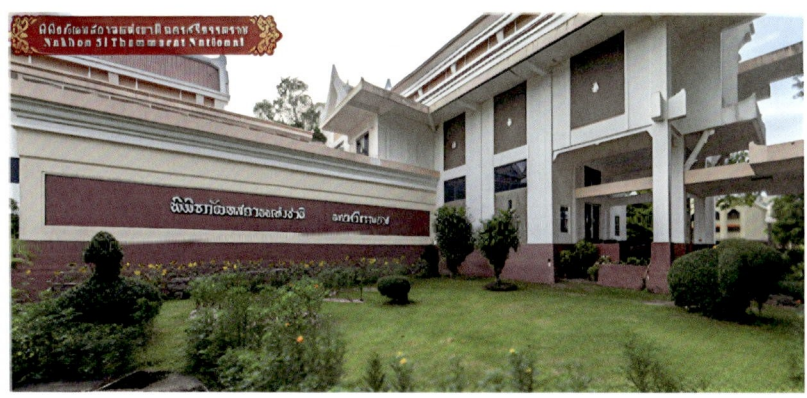

[국립 나콘 시 탐마랏 박물관]

미스'형'은 입구로 이동하여 두 장의 티켓을 구매한다.
1인당 150바트이다.
티켓을 받고 있는 직원이 미스'형'에게 박물관 안에서
동영상 촬영은 안 되고 사진 촬영만 가능하다고 한다.
이 두 가지 조건은 무슨 차이일까?
그래서 사정 설명을 하고 부탁해 보았지만, 규정이 그러니 안 된다고 한다.
화가 치밀어 오르는 답답한 태국의 행정이다.
하지만 침향낭인(沈香郞人)은 이방인이니 할 말이 없다.
더군다나 이후 그들은 침향낭인(沈香郞人)이 뭘 하는지에는 아무 관심도 없다.
참 설명하기 곤란한 그들의 행동이다.
그 자리에서 유니폼을 입고 자리를 지키는 게
무슨 큰 권력을 쥐고 있는 듯... 빨간 완장이라도 찬 걸까?
말하자면,
그런 자리에서 그런 임무와 권력을 가지고 있다면
그런 임무와 권력을 박물관을 찾은 외부인에게 친절히 하라고
주어진 자그만 권력일 텐데 ...
그게 무슨 큰 권력을 행사하는 자리인 줄 착각하는 공무원들이다.
아마 이 사람들은 그런 부류의 공무원들이 확실하다.
암튼 사진은 된다고 하니 사진을 찍어 나가지만 이미 기분은
잡쳤고 별 의미 없이 고대 유물 사진을 찍어 나간다.

"국가의 발전은 국민 한 사람 한 사람의 생존에서 나오는 것이다.
내가 국가이고 내가 만든 국가라고 생각해야 한다.
왕이나 대통령이 나에게 급여를 주는 게 아니고
내가 열심히 일해서 만든 수익 일부를 세금으로 납부하여
국가가 유지되고 있다는 걸 알아야 한다.
즉, 내가 없으면 국가가 없는 것이다.
왕이나 대통령이 그들의 재산으로 나를 먹여 살리는 게 아니다.
한 사람 한 사람 국민이 없다면
왕도 존재할 수 없고 대통령도 존재할 수 없다.
이 세상 최고의 영웅은 한 사람 한 사람 민초 같은 그 국민이다.
그들이 있기에 영웅도 있고 왕도 있고 대통령도 있고
국가도 있는 것이다.
그들이 열심히 살아가고 있기에 존재하는 것이다.
내가 왕이요
내가 대통령이요
즉,
내가 국가이다.
내 생각이 국가의 운영 철학이고
내 행동이 국가의 도덕이고
내 운영방침이 즉 국가를 발전시키는 것이다 "

-침향낭인-

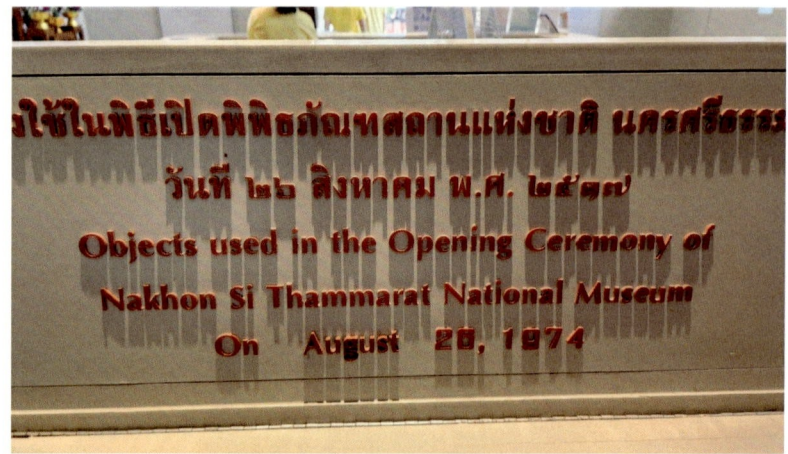

[국립 나콘 시 탐마랏 박물관]

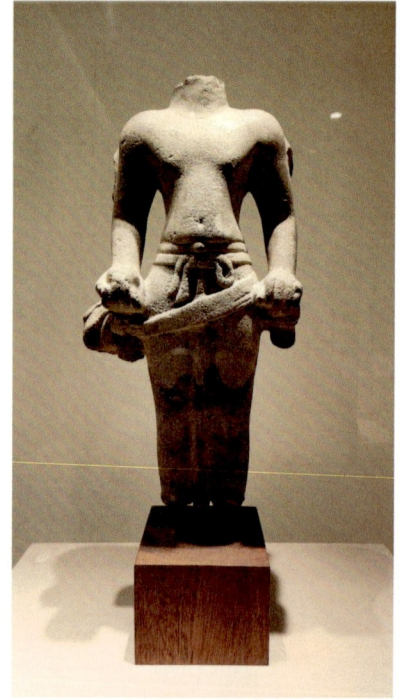

[국립 나콘 시 탐마랏 박물관 유물]

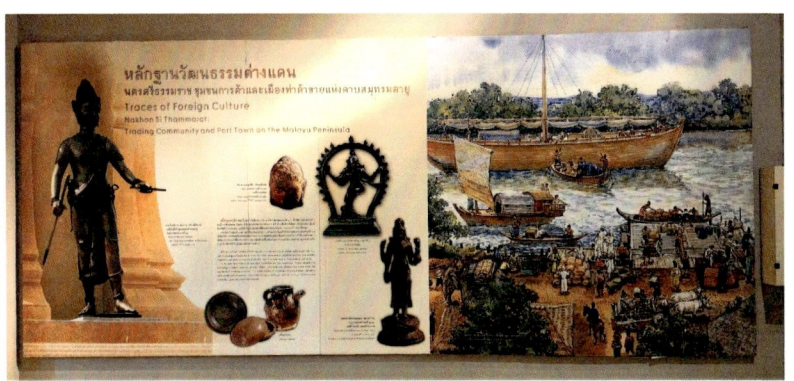

[국립 나콘 시 탐마랏 박물관 유물]

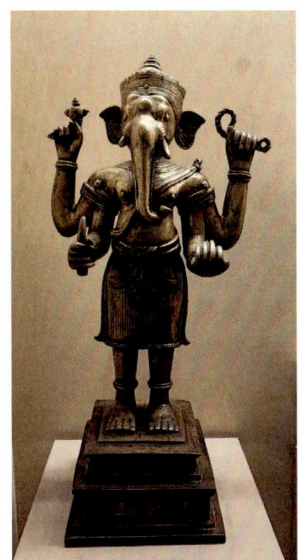
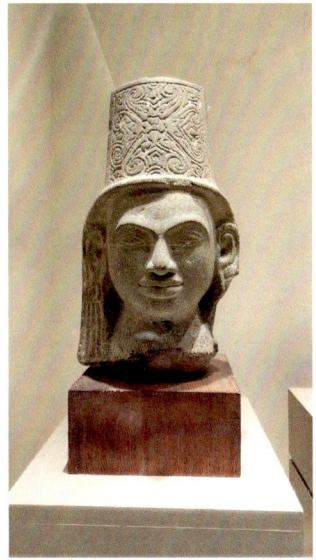

[국립 나콘 시 탐마랏 박물관 내부]

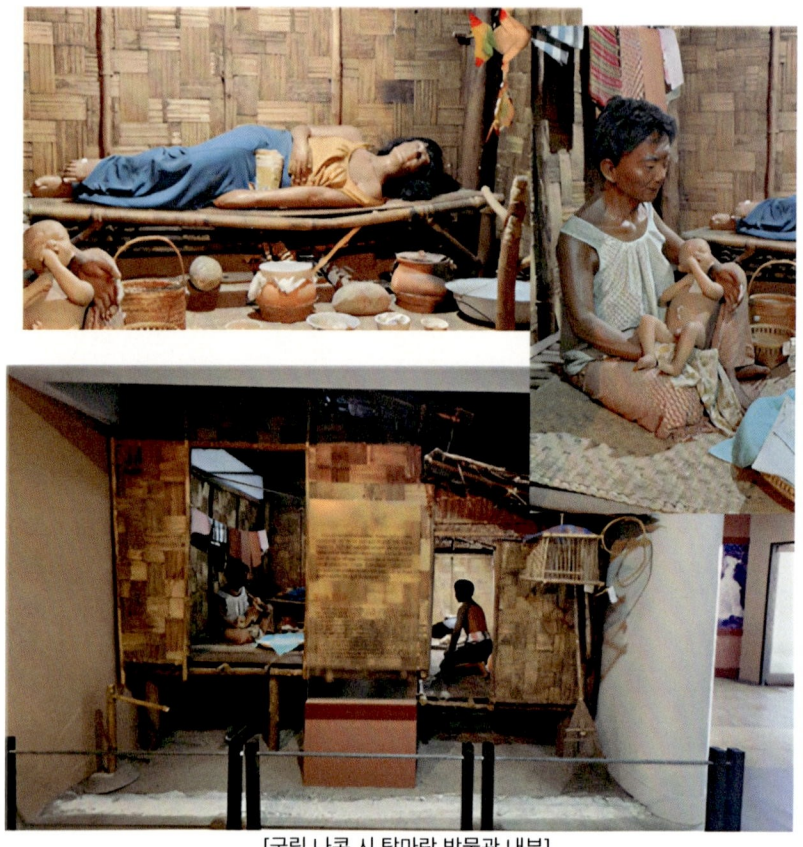

[국립 나콘 시 탐마랏 박물관 내부]

다른 직원들에게 구글 번역기를 돌려 침향(沈香)의 역사를
좀 찾을 수 있는지 물어보았으나 없다고 한다.
간단한 대답이다.
그리고 분위기를 보니 없을 것 같다.
1시간 남짓 박물관을 둘러보고 침향(沈香)이라는 글자 하나도
발견하지 못한 채 허망하게 밖으로 나온다.

또한 친절하지 않은 직원들로 인하여 탐구 열정이 좀 식어 버렸다.

너무나도 후덥지근한 날씨다. 이제 어디로 갈까?
어젯밤에 보았던 도심 중앙에 자리한 흰색 건물로 발길을 한다.
너무 덥다. 정말 더워도 너무 덥다.
길거리 포장마차 의자에서 시원한 생수 한 병으로 더위를 달래 본다.
하지만 더위를 식히기에는 어림도 없다.

침향낭인(沈香郞人)은 여행자이니 움직여야만 한다.
이럴 땐 오토바이가 필요한데 ...
괜한 생각을 해 본다. 오토바이를 타고 달리면 더위를 좀 식힐 수 있는데...

다시 그랩 택시를 타고 목적지에 도착한다.
문이 열려 있는 사원 안으로 들어가니
상당히 부자들로 보이는 몇몇 사람들이 기도한다. 그들은 옷차림부터 다르다.
건물에서 사용하는 두 가지 향을 발견하고 향을 피워 본다.

침향(沈香)이 아니다.
약간의 꽃내음이 나는 그런 향이다. 직원에게 향을 가지고 가서
이것이 혹시 침향(沈香)이냐고 물어보니 아니라고 한다.
하지만 직원도 정확히 무슨 향인지 모르는 눈치다.
눈부시게 흰 건물 안으로 들어가 보니
완전 하얀색으로 단장한 아주 예쁜 디자인들이 나온다.
하지만 이방인인 침향낭인(沈香郞人)에게는 큰 감동은 없다.

발길을 돌려 사원을 나온 후 카페를 찾아본다.
조금 전 한국의 OO회사에서
베트남 상품 수, 출입 관련 문제로 문자가 도착했다.
답변을 해줘야 한다.
여행과 일이 겹치는 하루이다.
하지만 무더위 속에서 시원한 카페를 빨리 찾을 수 없다.

너무 심한 더위에 짜증이 ... 팍팍 !

겨우 찾아낸 카페~
카페 문을 열고 안으로 들어가니 겨우 살 것 같다.
자리를 잡고 앉아 바로 아이스커피를 주문한다.
미스'형'도 얼굴에 땀이 맺혀 있다. 미스'형'은 아이스크림을 주문한다.
정말 살인적인 더위다.

곧바로 핸드폰을 열고 업무 처리를 한다.
다행히 이 카페는 음식도 판매한다.
점심을 해결하기 위해서 무더위 속으로 안 나가도 된다는 뜻이다.
너무 더워서 그런지 미스'형'의 의견도 침향낭인(沈香郎人)과 같다.
다시 메뉴판을 달라고 해서 음식을 주문한다.
그저 그래 보이는 볶음밥 한 그릇으로 점심을 해결해 본다.
미스'형'도 비슷한 음식을 주문해서 먹는다.

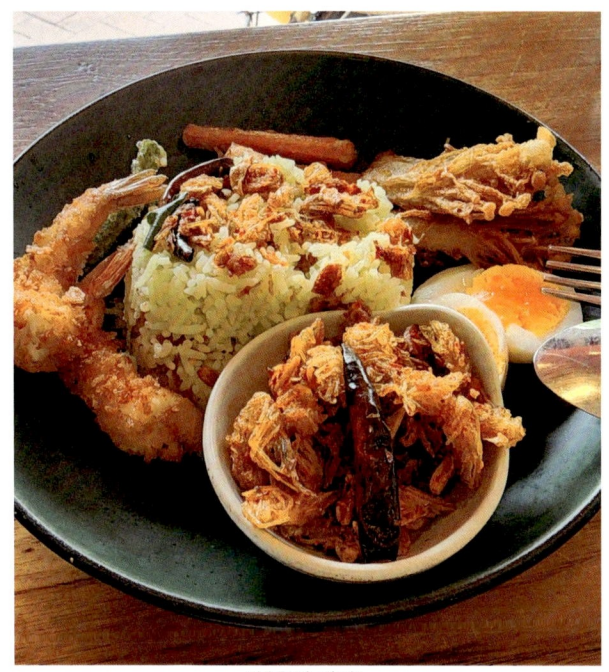

[볶음밥 점심]

이젠 더 이상 갈 곳이 없는 것 같다.
물론 20-30km 떨어진 곳에 관광지 계곡도 있지만
계곡을 보러 여기에 온 건 아니기에
무더위를 피하기 위해서 시원한 백화점으로 결정을 하였다.
다시 그랩 택시를 타고 15분여를 움직여 도착한다.

백화점은 규모도 상당하고 사람도 많다.
이것저것 구경을 한다. 일단 시원하니 여유를 찾는 것 같다.
아이스크림 가게 앞에 멈춘다.

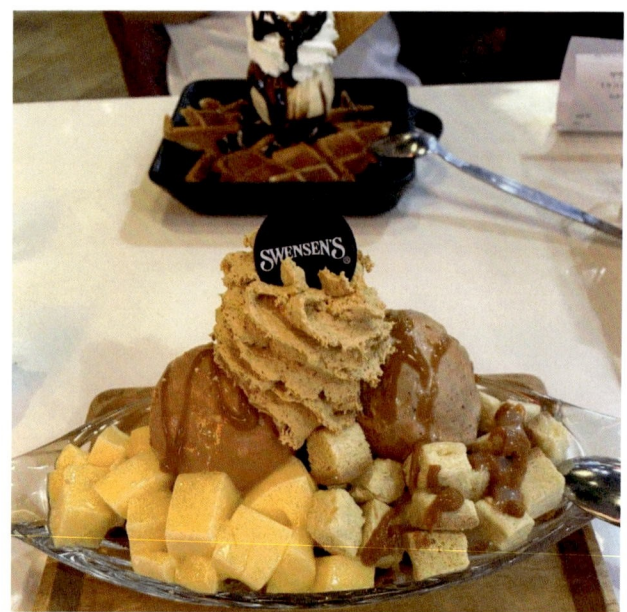

[더위를 식히는 아이스크림]

미스'헝'이 2개의 아이스크림을 주문하는 사이
침향낭인(沈香郞人)은 ATM 기계를 찾아 나선다.
약간의 태국 돈 '바트'를 인출하고 다시 자리에 앉는다.
돈을 미스'헝'에게 주고 이내 핸드폰을 꺼내
한국-베트남 업무 처리를 마무리한다.

달콤한 아이스크림을 아주 천천히 여유롭게 먹는다.
이젠 뜨거웠던 몸은 이미 강한 에어컨으로 인해 조금 춥기까지 하다.
아이스크림을 다 먹은 후 호텔로 돌아온다.

너무 지쳐있는 상태다.
서로 연락하기로 하고 방으로 들어와 땀으로 흠뻑 젖은
몸을 찬물로 샤워하고 속옷을 세탁한다.

하지만 낮잠을 자기에는 시간이 아까워서
수영복을 착용하고 호텔 수영장으로 이동해 본다.
하지만 수영장은 그 규모가 너무 작고
더군다나 파라솔 한 개도 없는 형편없는 사정이다.
포기하고 방으로 돌아온다.

30여 분 낮잠을 즐긴 후 노트북을 열고 영상 편집을 시작한다.
이 유튜브용 영상 편집에는 항상 긴 시간이 필요하다.
오후 4시쯤 시작한 영상 편집은 끝날 줄 모른다.

오후 6시, 미스'형'에게서 문자가 온다. 밥을 먹자고 한다.
1층 식당에서 만난다. 밖으로 나가지 말고, 호텔에서 해결하기로 했다.
밖은 너무나도 덥다.
호텔 식당에서 맛있는 저녁 식사를 마치고 다시 각자의 방으로 돌아간다.
계속되는 동영상 편집 작업~~

어느새 밤 10시가 되었다.

완성 !

그리곤 이내 '**유튜브 침향낭인 채널**'에 업로드 한다.
눈이 너무 피곤하다.

내일은 약간의 스케줄 변동이 있다.

방콕에서 1박2일 하려던 일정을 '파타야 pattaya'로 방향을 틀었다.
태국-캄보디아 국경에 있는 침향(沈香)농장을 먼저 가보고
나중에 방콕으로 이동하는 게 동선이 맞을 것 같다.
오랜 시간 친분을 이어온 '파타야'에 있는 아우님을
내일 만날 수 있다.
많은 도움도 받을 수 있을 것이다.
침향(沈香) 관련 업무를 사전에 부탁도 좀 해 두었다.

이렇게 또 하루를 보낸다.

오늘을 보내야만 내일이 온다.

굿 나잇!

침향낭인(沈香郞人)!

※ 제4일 차

눈을 뜨곤 어제와 같은 '루틴 routine'으로 움직인다.
창밖으로는 뜨거운 열기가 쏟아지는 게 거의 눈에 보일 정도다.
어느새 1층 식당 테이블에 앉아 있다.

커피.. 약간의 야채.. 빵2조각.. 오렌지쥬스..
오늘도 아침 식사를 할 수 있어 감사하다.

오늘은 호텔 체크아웃을 하는 날이다.
비행기로 방콕까지 이동 후 승용차로 '파타야'로 이동할 것이다.
오늘 하루도 거의 이동하는 데 시간을 다 써야 할 듯하다.
힘든 하루가 예상된다. 하여튼 이동은 참 힘든 일이다. 미스'형'이 도착을 한다.
약간의 음식을 하얀 접시에 담아 멍한 표정으로 식사를 한다.
아마 상당히 피곤한 모습이다. 베트남보다 훨씬 더운 날씨 탓이 분명하다.
느긋한 식사를 마치고 다시 방으로 돌아와 캐리어 가방을 잘 챙긴다.
이내 혹시 빠진 게 없나 방을 한 번 더 확인한 후 1층 로비로 이동한다.
잠시 후 미스'형'도 캐리어를 밀면서 나타난다.
미스'형'은 2개의 카드 키를 가지고 데스크로 가서 체크아웃을 한다.
그리곤 호텔 미니버스를 예약하여 공항으로 이동할 수 있게 만든다.

다음에 또 보자는 도어맨의 인사를 뒤로하고 호텔 미니버스에 올라탄다.
물론 도어맨에게 약간의 팁을 쥐어 주는것도 잊지 않는다.

이제 공항으로 이동한다.

이 자그만 도시 '나콘 시 탐마랏'을 떠난다.
과거에는 무역으로 큰 왕국이었던 이 도시가
지금은 태국 남부의 그저 자그만 도시로 변해 버렸다.
이 자그만 도시에는 오는 여행객도 별로 없고
큰 특징이 있는 도시도 아니어서 앞으로도 크게 발전할 것 같지는
않다는 생각이 든다.
암튼 과거로의 여행을 무사하게 끝내서 다행이라고 생각한다.
잠시 후 미니버스는 공항에 도착한다.
또 약간의 팁을 운전기사에게 쥐여주니 두 손으로 합장하면서 인사를 한다.

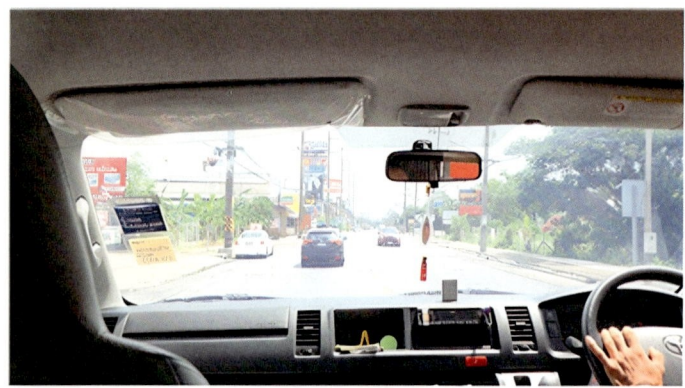

[공항으로 이동중]

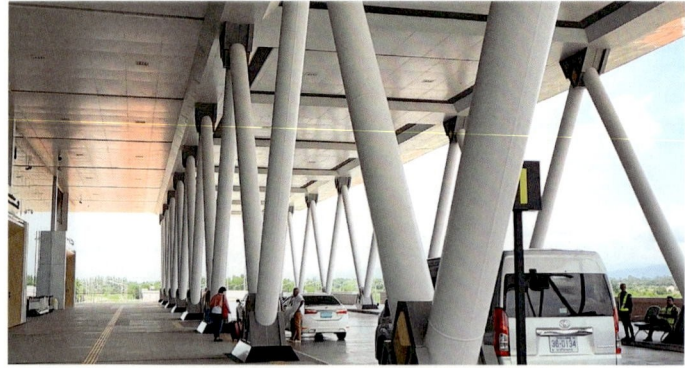

[나콘 시 탐마랏 국제 공항 출국장]

공항 안으로 들어오니 엄청난 에어컨 바람이 불어온다.
시원하다 못해 순간적으로 한기를 느낄 정도이다.
'에어아시아' 창구에 2개의 여권을 내미니 순식간에 발권을 해 준다.
아주 빠른 업무 처리다.
왜 '에어아시아'가 아시아 최고의 저가항공사로 성공할 수 있었는지 그 단면을 보는 것 같다.

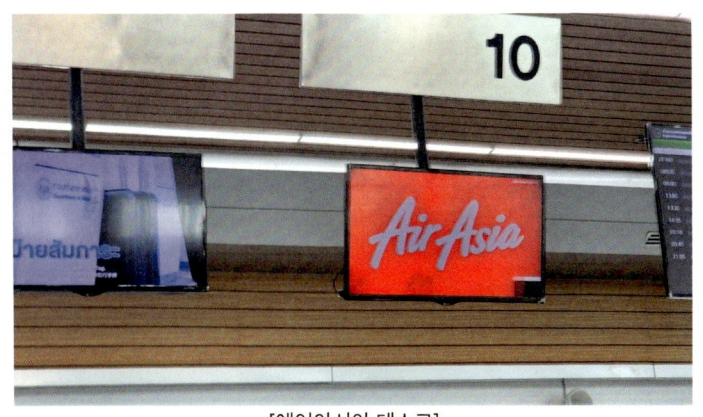

[에어아시아 데스크]

짐 검사를 하고 공항 안으로 들어오니
너무 춥다. 이들은 지금 지구 온난화에 큰 역할을 하고 있다.

시간이 남아 조그만 카페로 가서 만두 두 개 .. 커피 한 잔 ..
미스'형'은 과일 쥬스 한 잔을 취한다.
담배를 좋아하는 친향낭인(沈香郞人)은 대국 공항과는 맞지 않는다.
이곳의 공항에는 흡연실이 없다.
새로 지은 듯한 이 깔끔한 공항에서 시간을 보내며 몇 자 적고 있다.
그러던 중 탑승 체크인이 시작된다.

손님을 다 태운 빨간색 '에어아시아'는 느린 속도로 활주로로 이동한다.
굉음을 내뿜던 비행기는 뜨거운 공기로 가득 찬 하늘을 치고 나간다.
상체가 시트에 붙는 느낌이다.
역시 미스'형'은 창가 좌석에서 동그란 비행기 유리창 너머 세상을
열심히 구경하고 있다.

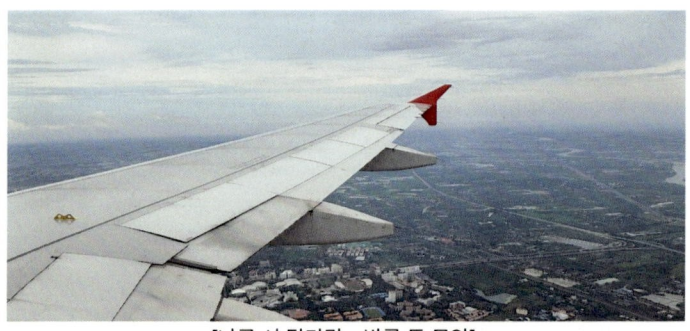

[나콘 시 탐마랏 - 방콕 돈 무앙]

1시간 20여 분을 날아 방콕 '돈무앙'공항 활주로에 사뿐하게 착륙한다.
아마 이곳에는 한바탕 비가 왔었던 모양이다.
활주로가 젖어 있고 곳곳에 물이 조금씩 고여있는 게 보인다.

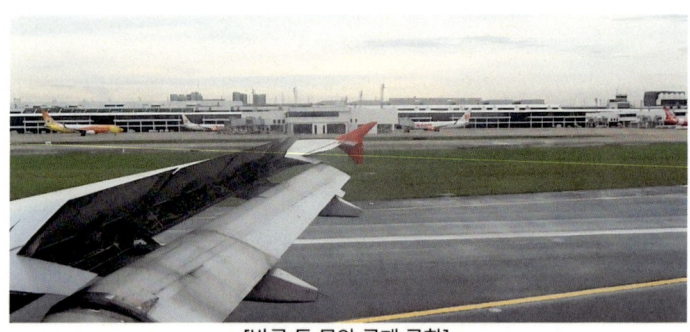

[방콕 돈 무앙 국제 공항]

안착한 비행기는 서서히 트랩으로 이동을 한다.
주변에는 많은 비행기들이 멋진 페인트 칠을 하고 이리저리
움직이고들 있다.
짐을 찾고 공항 밖으로 나온다.
참았던 담배를 한 대 피워문다.
미스'헝'이 묻는다.
그걸 왜 피우냐고 .. 살짝 웃고 만다.

'파타야'의 아우님이 보내 준 자동차를 만나기 위해서 몇 번의
문자를 보내고 받고를 한다.
이내 자동차를 만나 짐을 싣고 차에 올라탄다.
편안하다.

자동차는 금방 '방콕-파타야' 고속도로에 접근을 한다.
하지만 '파타야'를 가는 내내 젊은 운전기사가 졸음을
참지 못하고 자꾸 존다.
구글 번역기를 통하여 가까운 휴게소에 쉬자고 해서
기사에게 약 10분의 휴식 시간을 준다.
암튼 조마조마한 마음으로 도착한 '파타야'~~

침향낭인(沈香浪人)은 예약한 호텔에 노착을 한다.
잠시 후 아우님은 멋진 자동차를 몰고 나타난다. 조우를 한다.
이곳 '파타야'에서 큰 사업을 하는 아주 올바른 아우님이다.
긴 악수 하고 안부를 물은 다음 바로 식사하러 멋진 바닷가 식당으로 향한다.
아우님의 자동차로 10여 분을 이동한다.

도착한 식당은 멋진 파타야 해변가에 있는 로컬 음식 전문 식당이다.
아우님은 이미 바닷가 바로 옆 테이블을 이미 예약한 상태다.
자리를 잡고 앉는다.
아주 많은 사람이 저녁 식사를 즐기고 있다.
큰 식당이지만 거의 빈자리를 찾을 수 없을 정도다.

태국어를 전혀 모르는 침향낭인(沈香郞人)을 위해 아우님은 몇 가지 태국 음식을 주문한다.
이 아우님은 키가 상당히 크고 얼굴도 아주 잘생긴 사람이다.
거기에 사업까지 성공하여 남부럽지 않은 생활을 하고 있다.

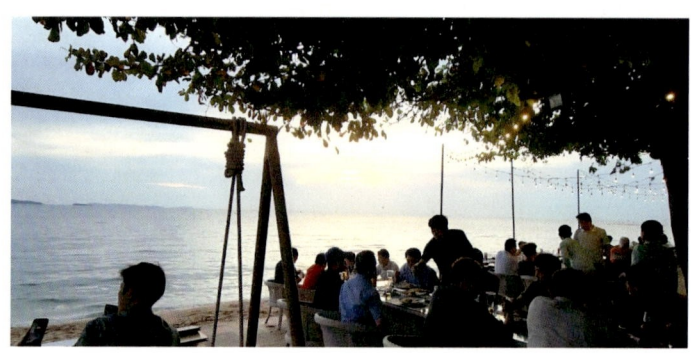

[파타야 해변 식당]

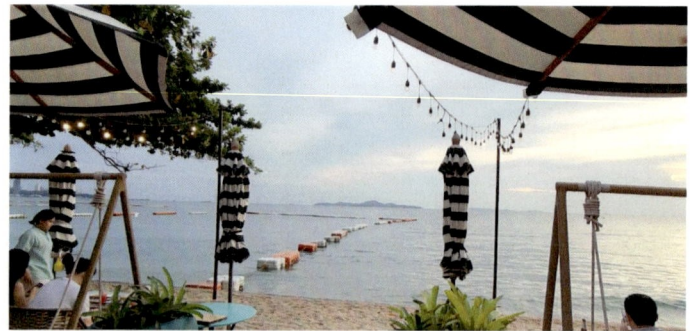

정말 반듯한 아우님이다. 또한 완벽한 태국어를 구사한다.
이내 도착한 태국 현지 음식들... 정말 맛있어 보인다.
특히, '똠얌꿍'[11]에서 풍겨져 나오는 냄새는 식욕을 충분히 자극해 버린다.
아우님에게 미스'형'도 소개를 하고 이내 식사를 시작한다.

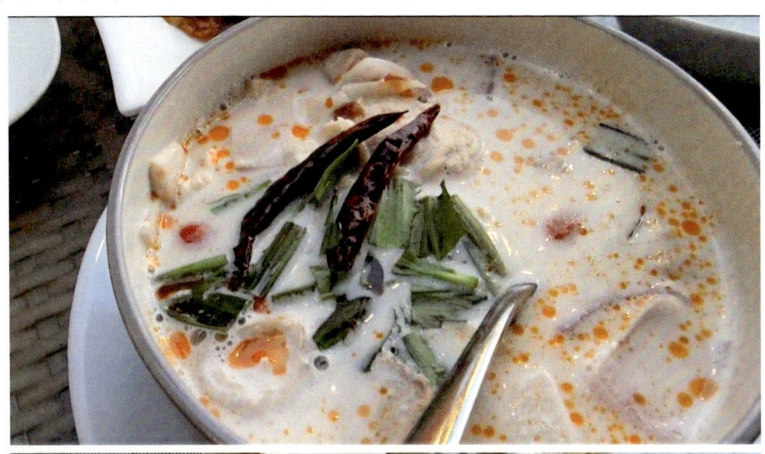

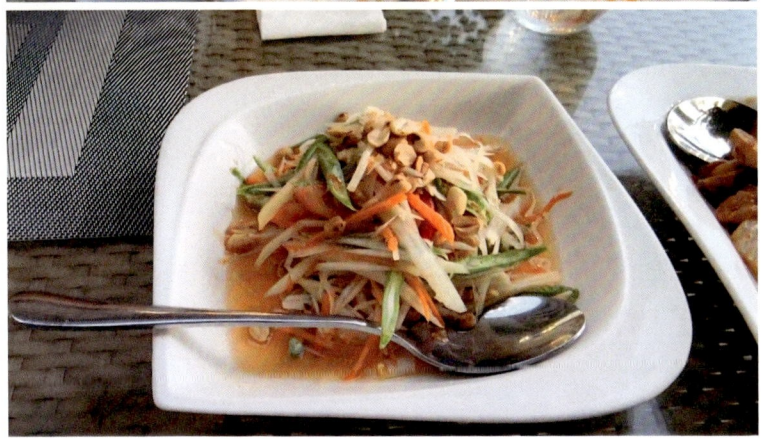

[파타야 해변 식당 현지 음식]

---

11) 똠얌꿍(ต้มยำกุ้ง[1], Tom Yum Goong)은 태국 요리의 수프 메뉴로, 야채 향신료 수프인 똠얌(ต้มยำ)에 새우를 국물 재료로 추가한 형태이다. 본래 태국어로 '똠(ต้ม)'은 '삶다', '끓이다'라는 뜻으로 곧 뜨겁게 끓인 국이나 탕을 뜻하며, '얌(ยำ)'은 '섞다', '비비다'라는 뜻으로 태국과 라오스에서 샐러드를 가리키는 이름이다. '꿍(กุ้ง)'은 새우를 뜻한다. 이를 번역하면 '새우 샐러드탕'이라는 말이 되는데, '샐러드탕(똠얌)'이라고 부르는 이유는 얌에 주로 쓰이는 향신료인 레몬그라스, 갈랑갈, 고수, 민트 등이 똠얌 수프에도 들어가기 때문이다.

-나무위키-

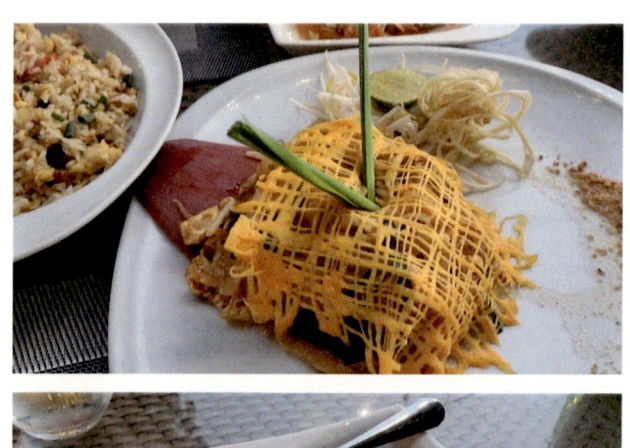
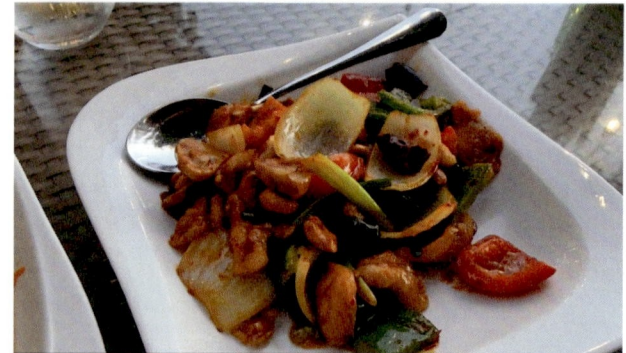
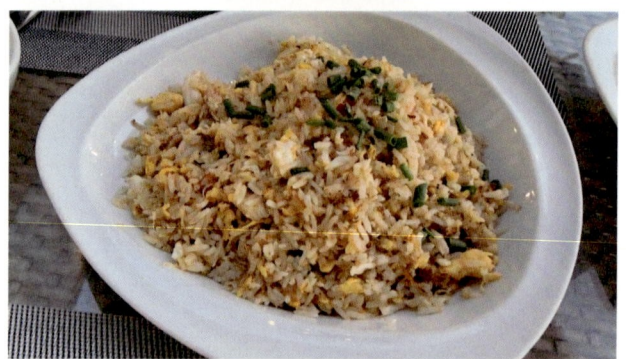

[파타야 해변 식당 현지 음식]

보고 싶었던 아우님과 좋은 곳에서 좋은 풍경을 보면서 밀렸던
이야기를 하면서 식사하니 그 맛은 배가 된다.
침향낭인(沈香郞人)은 '나콘 시 탐마랏'에서 있었던 일을
자랑삼아 떠들기도 하고 아우님은 그동안 '파타야'에서 일어났던
소소한 일들을 말하기도 하고 그렇게 즐거운 시간이 흘러간다.
그리고 중요한 침향(沈香)에 대한 이야기들 ...
아주 즐거웠던 식사 시간이 끝나고
이제 본격적으로 '파타야' 침향(沈香) 샵 투어에 나선다.

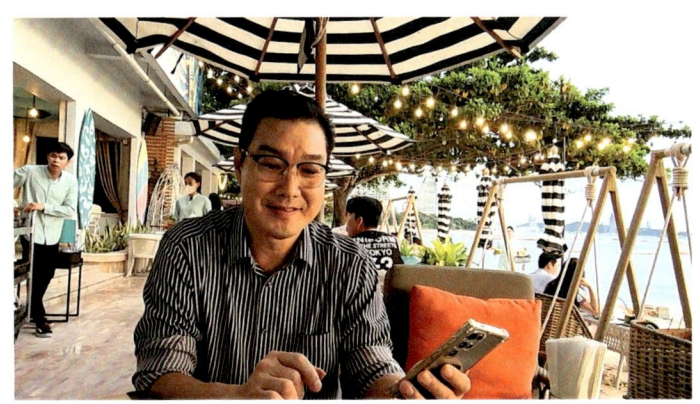

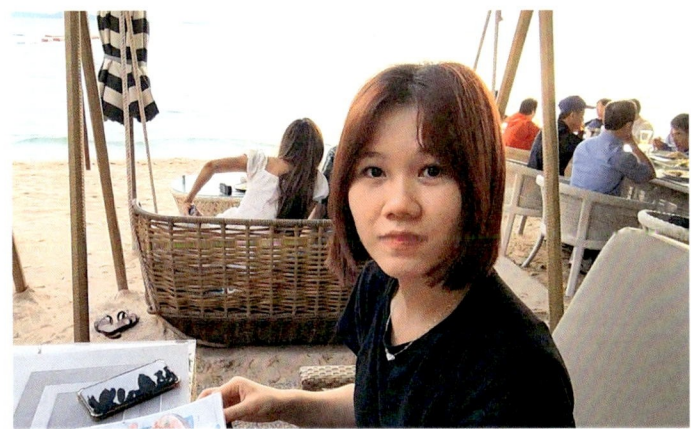

[멋진 아우님과 밝은 모습의 미스 형]

아우님이 완벽한 통역을 해 줄 것이며 '파타야' 시내 골목골목
자기 집 마냥 길을 다 알고 있으니, 침향낭인(沈香郞人)은
그냥 차에 타고만 있으면 된다.
다시 한번 친절한 아우님께 고마움을 느낀다.

이후 내용은 공개하지 않으려 했으나 공개하기로 했다.
왜냐하면 침향낭인(沈香郞人)의 자료를 보고 그 뒤를 따라다니면서
뒤통수치는 몇몇 한국인들이 있기에 공개하지 않으려 했다.
침향낭인(沈香郞人)과는 긴 시간을 알고 지내던 사람들이
바로 그런 짓을 한다. 돈 몇 푼에 눈이 멀어서 ...
하지만 그들이 그렇게 남의 뒤통수를 치고 살았다 해서
돈을 많이 벌어서 호의호식하며 살고 있느냐?
그렇지도 못하고 그저 평생을 그렇게 남 뒤통수치면서
겨우겨우 살아가고들 있다. 그들의 인생이 참 안타깝다.
앞으로도 그들은 그렇게 그런 식으로 살아갈 것이다.
참 양아치 같은 인생들이다.
하지만 반드시 한가지 반드시 알아야 할 것은 ...
침향(沈香)을 가지고 장난치는 자 급사(急死)하리라는
베트남 전설 이야기가 있다는 걸 명심 해야 할 것이다.
은혜를 배신으로 갚는 이들이 종종 있다. 이 세상에는...

'파타야' 시내에는 많은 무슬림이 거주를 하거나 여행을 많이 온다.
그들은 침향(沈香) 사용이 아주 일반화되어 있어서
침향(沈香) 샵에 자주 들러 많은 종류의 침향(沈香) 제품들을 구매한다.

향으로 피울 수 있는 침향(沈香) 조각들,
침향(沈香) 박편(薄片)들, 침향(沈香) 분말들
그리고 그들이 아주 좋아하는 침향(沈香) 수지,
그 침향(沈香) 수지를 기반으로 제작된 침향(沈香) 향수들...
상당히 활발한 규모의 시장이 형성되어 있다.
동북아시아와는 달리 그들은 침향(沈香) 선향을 사용하지는 않고
발향기를 이용하여 침향(沈香) 조각을 직접 피워 훈향(熏香)을 많이 즐긴다.
종교적인 의식이 아주 강하지만
맑은 정신을 유지하고 건강을 유지하는 데 큰 도움을 준다고 알고 있다.
또한 훈향(熏香)을 하면 나쁜 기운이 몸으로
들어오는 것을 방지해 준다는 믿음 또한 상당히 강하다.
아마도 침향(沈香)의 강한 살균력이 그 역할을 하는 것 같다.
몇 개의 샵이 있지만 늦은 밤이어서 두 군데를 선정하여 방문하기로 한다.

첫 번째 방문한 샵은 규모는 크지 않지만 히잡을 쓴 여성이 샵을 지키고 있다.
각종 침향(沈香) 수지, 침향(沈香) 칩, 침향(沈香) 향수 등등
많은 종류의 침향(沈香)을 전시하고 있다.

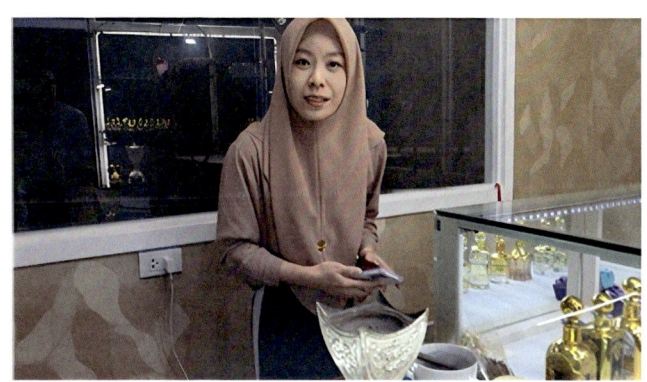

[파타야 침향 샵]

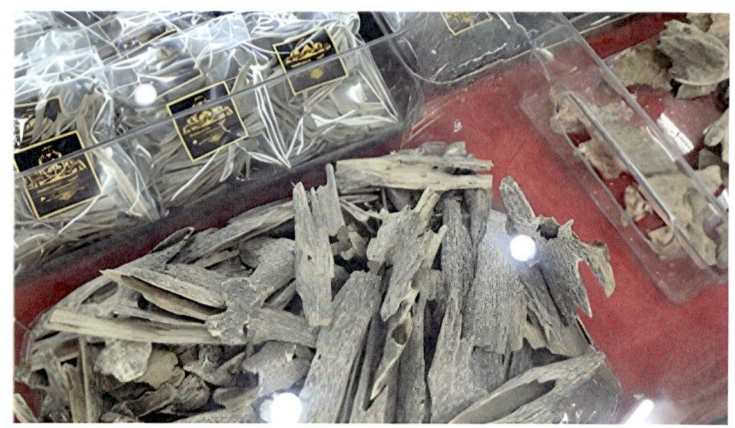

[파타야 침향 샵 - 침향 조각]

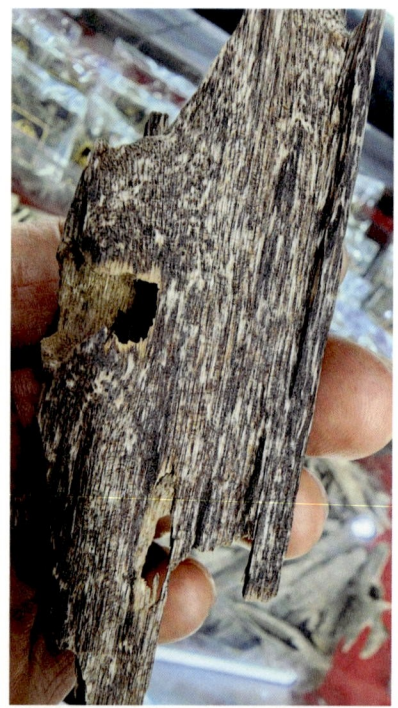

[파타야 침향 샵 - 침향 조각]

주인인 이 여성은 느닷없는 한국인들의 방문에 반가워하며
침향(沈香) 조각 하나를 피워 향을 즐기게 만들어 준다.
침향(沈香)을 잘 모르는 아우님은 훅 들어오는 침향(沈香)향에
깜짝 놀라면서 오... 이게 침향(沈香)이구나 하고 느끼는듯한 모습이다.
침향낭인(沈香郎人)은 미소를 머금으면서 향을 즐긴다.

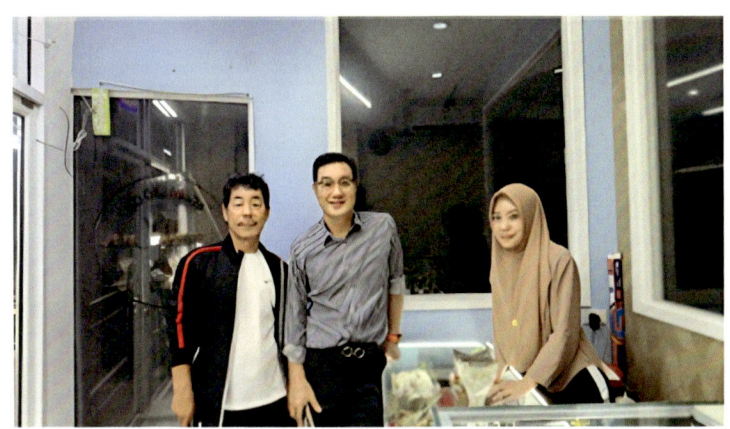

[기념 촬영]

몇 개의 침향(沈香) 수지병을 집어 향을 맡아봐도 되냐고
물으니 흔쾌히 허락한다.

향은 베트남 침향(沈香) 향과는 상당히 다르다는 걸 알 수 있다.
뭐랄까? 더 강하고 진하다.
또한 초(初)향보다는 중(中)향, 말(末)향이 훨씬 더 좋다.
생산지역을 물었더니 태국의 '뜨럿 trat'지역이라고 한다.
물론 그 지역은 지금은 태국 땅이지만
약 천 년 전에는 크메르 제국의 땅이었다.
'뜨럿'지역은 침향(沈香) 생산 지역으로 아주 유명한 곳이다.
딱히 구매할 정도의 침향(沈香) 등급은 없어서 인사를 하고 기념사진을 찍는다.

미스'형'은 주인의 허락 아래 동영상 촬영을 마친다.

밖으로 나오니 '파타야' 밤거리가 멋진 조명들로 흔들리고 있다.
두 번째 샵 방문을 위하여 좁은 길로 들어선다.
1층에 샵이 자리 잡고 있다.
첫 번째 샵보다는 규모도 좀 있고 주인 여자분이 영어가
어느 정도 가능하여 많은 대화를 나눌 수 있다.
샵에는 끊임없이 아랍 손님들이 들어와서 침향(沈香)을
구매해 가는 바람에 깊은 대화를 나누기에는 상당히 불편함을 느낀다.
특히 이곳에는 침향(沈香) 수지가 나라별로 어느 정도
갖추어져 있어서 대여섯 나라의 침향(沈香)을 직접 체험해
볼 수 있어서 좋다.
진랍(眞臘)의 침향(沈香)이 역시 최고라는 걸 느낄 수 있다.
색도 아름답고, 향의 풍미는 강하고도 깊으며, 점도도 좋고, 다 좋다.
약간의 샘플을 구매한다. 특히,
이곳에서 판매하고 있는 침향(沈香) 향수는 그 향이 너무 좋다.
달콤하면서도 부드러운 이 향은
침향낭인(沈香郎人)이 지금까지 맡아본 침향(沈香) 향수 중
단연 으뜸인 것 같다. 10병의 침향(沈香) 향수를 구매한다.
주변의 지인들에게 선물로 주고 싶다.
고생하고 있는 미스'형'에게도 한 병 사준다.
시간은 어느새 밤 10시가 훌쩍 넘어 버렸다.
아우님은 이제 바닷가에 있는 멋진 카페로 안내를 한다.
한적한 '파타야'의 바닷가에는 큰 카페가 아름답게 자리를 하고 있다.
자리를 잡고 열대 음료를 주문한 후 밀렸던 이야기를 더 해 나간다.

'파타야'의 밤이 깊어 가고 있다.

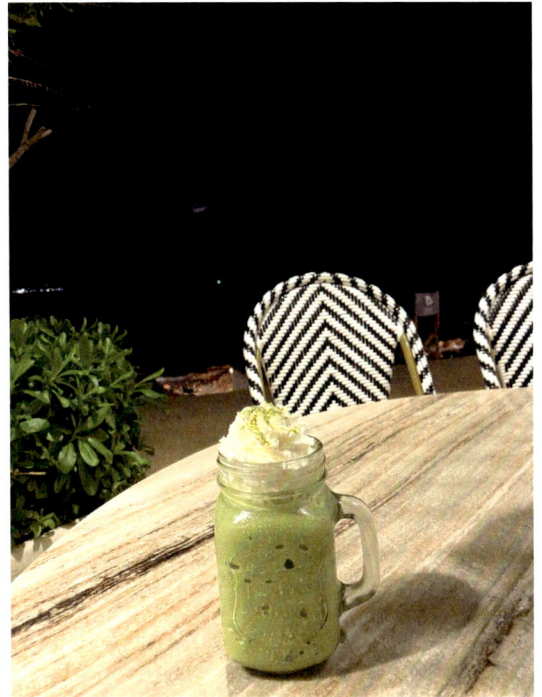

[아보카도 스무띠]

길었던 하루다.

아우님은 호텔에 침향낭인(沈香郞人)과 미스'헝'을 내려주고 간다.
미스'헝'에게 잘 자라고 일러두고 침향낭인(沈香郞人)도 방으로 들어간다.

찬물로 긴 샤워를 마치고 이것저것 정리를 하니 벌써 자정이 된다.

참 피곤했던 하루였다.

곧 곯아 떨어진다.

※ 제5일 차

눈을 뜬다.
깊은 숙면을 했다. 역시 숙면 이상 좋은 건 없는 것 같다.
빠른 고양이 세수를 하고 2층에 자리 잡은 뷔페식당으로 향한다.
마침 '파타야'의 바다가 보이는 창가의 자리가 비어 있어 앉는다.
잠시 후 문자를 받은 미스'형'도 도착한다.

뜨거운 커피.. 구운 빵 두 조각.. 야채 샐러드..
오렌지쥬스 한 잔.. 침향낭인(沈香郎人)의 아침 식사다.

오렌지쥬스.. 도너츠 두 개.. 야채 샐러드..
우유 한 잔.. 미스'형'의 아침 식사다.

아침 식사를 간단히 끝내고 '파타야' 해변으로 나온다.
'나트랑'의 바다에 비하면 확실히 뭔가 많이 달라 보인다.
이른 아침이건만 벌써 먼 바다에서는 여러 대의 '패러글라이딩'이
이미 돈벌이에 나섰다.
활기찬 아침 바다의 모습이다. 몇 장의 사진을 찍고
길가에 있는 예쁜 카페로 들어간다.
태국은 언제부터인가 흡연에 강력히 대처하고 있다.
모든 식당 및 카페 등 웬만한 곳에서 흡연이 금지되어 있다.
애연가로서 조금 불만은 있지만 '룰 이스 룰 Rule is Rule'이다.

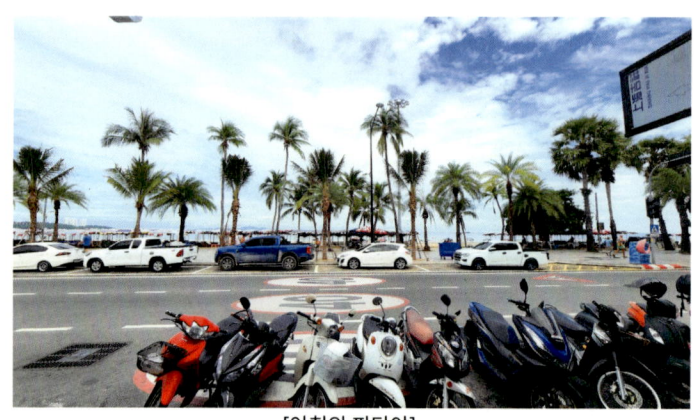
[아침의 파타야]

망고 스무띠 한 잔으로 불만을 달래 본다.
여유로운 아침 시간을 보낸 후 방으로 돌아와 다시 짐을 싼다.
오직 1박만 하는 일정이었다.
이제 체크아웃을 하고 랜트카를 받아야 한다.

가까운 곳에 있는 아우님의 사업장인 '아트 인 파라다이스 Art in Paradise'로
이동한다. 이곳은 '파타야'의 관광명소로서 아주 유명한 곳이다.
3D 벽화들을 이용하여 사진을 찍는 재미있는 곳이다.
오전부터 방문객이 아주 많은 모습을 볼 수 있다.
랜트카 회사에서 이곳으로 차를 가져올 예정이다.
반갑게 맞이해주는 아우님을 만나고 차 한잔하는 동안
미스'형'은 안으로 들어가 처음 보는 3D 벽화 구경을 한다.

차를 다 마신 후 침향낭인(沈香郎人)은 실내로 들어가 미스'형'에게
멋진 사진들을 찍어 준다.
이런 멋진 광경을 처음 본 미스'형'은 온갖 포즈로 사진을 찍으면서
환하게 웃는다. 마치 어린아이 같다.

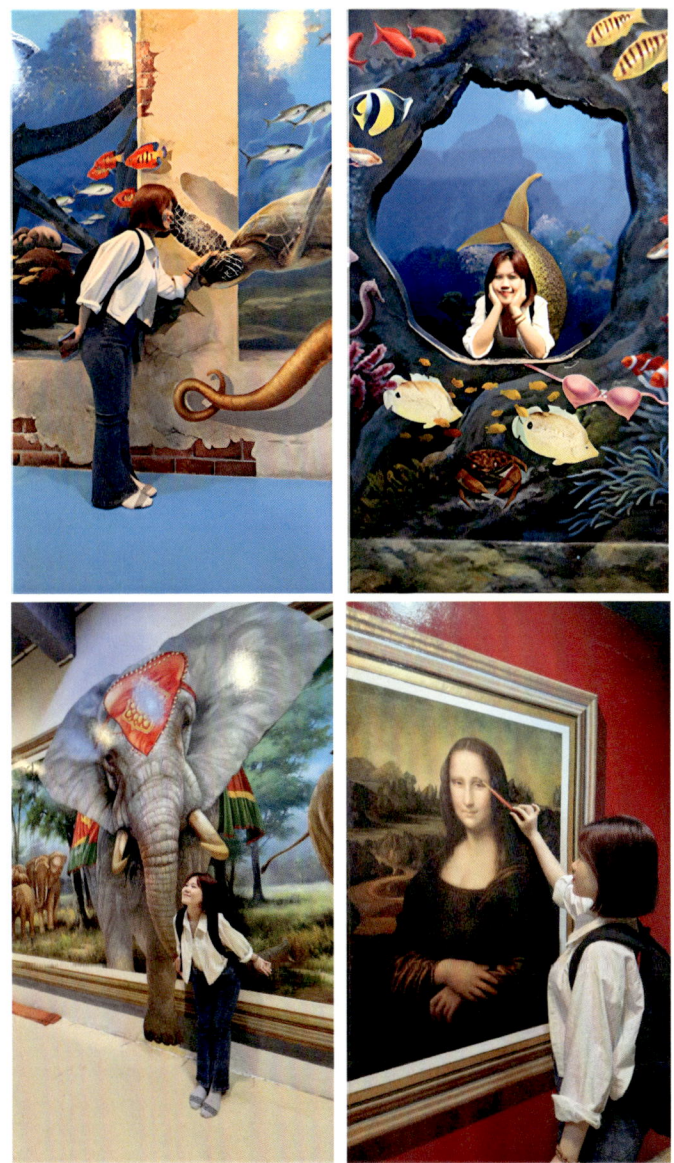

[즐거운 미스 헝]

약간의 내부 구경을 하고 라면과 김치로 점심을 해결한다.
역시 한국인에게는 한국 라면과 신김치가 반드시 필요하다.
맛있다.
잠시 후 드디어 핸들이 오른쪽에 달린 자동차를 인수한다.
자동차를 만나자 우선 걱정이 앞선다.
서류적인 부분과 금전적인 부분은 아우님이
이미 다 깔끔하게 정리를 해 놓았다.
이젠 짐을 싣고 떠나기만 하면 된다.
침향낭인(沈香郎人)은 오늘 침향(沈香)농장을 찾아
'파타야'에서 동쪽으로 250여km를 가야 한다.
별로 먼 거리는 아니지만 핸들이 오른쪽에 있어서 걱정이 된다.

걱정하는 침향낭인(沈香郎人)이 웃겼는지 아우님이 걱정하지 말라고…
10분만 운전을 하면 우측 핸들이 금방 적응이 된다고 말한다.
2박3일의 일정이다. 출발 전 구글 지도에 목적지를 입력한다.
출발!
100% 구글 지도에 의존한다. 이 구글 지도가 없으면 어찌 살까?
완전 구글의 노예가 된 기분이다.
주유소에 들러서 기름을 채우는데도 버벅거린다.
ㅋㅋ
길도 한번 놓치고 만다. 어렵게 고속도로에 올라서니 운전에 조금 익숙해진다.
그저 구글 지도가 안내하는 대로 좀 가다 보니 고속도로는 끝이 나고
국도가 나온다. 국도 3번 도로이다.
왕복 6차선 국도가 시원하게 뚫려 있다. 태국의 도로를 보고 감탄, 감탄한다.
대단한 도로이다. 깔끔하고 포장 상태도 좋으며
무엇보다도 운전 예절이 완전 100점이다.
국도인데도 고속도로보다 더 안전하다.
최고 시속 90km/h인데 도로가 좋다 보니
금방 100km/h를 넘긴다.

'클랙션'을 울리는 차는 찾아볼 수 없으며 끼어드는 차도 없으며
1차로를 쭉 따라 주행하는 차도 없다.
군데군데 '유턴' 지역이 나오는데 멀리서 차가 오면
절대 나오지 않고 기다린다. 대단한 운전 예절이다.
정말 존경스러운 운전 예절이다. 편안하게, 아주 안전하게 길을 달린다.

이젠 우측 핸들도 금방 익숙해진다.
걱정하던 미스'형'도 이젠 편안한 얼굴로 핸드폰을 이용해서
계속 영상 촬영을 한다.

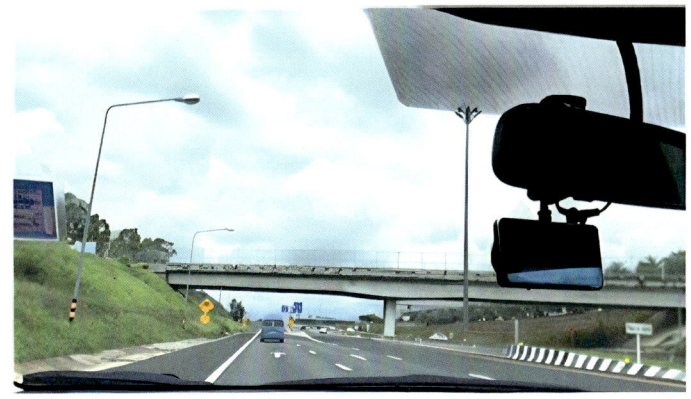

[국도 3번]

어느 정도 달리니 주유소 및 '세븐일레븐' 편의점이 나온다.
휴식과 ATM 이용을 위하여 차를 멈춘다.
태국 전체가 '세븐일레븐' 판이다. 없는 곳이 없다.
이 브랜드에 완전히 점령당한 듯하다.
이것저것 필요한 잡동사니를 구입 하고
ATM에서 태국 돈도 좀 찾고 다시 길을 나선다.

어느덧 구글 지도에 표시된 목적지 도시에 도착한다.
여기에서 동쪽으로 조금만 더 가면 캄보디아가 나온다.
그러니까 태국의 동남쪽 바닷가 마지막 주인 셈이다.
조그만 도시이다.
이곳에서 1박을 하고 내일 아침 3.4군데 침향(沈香) 농장을 방문할 예정이다.
길은 어느새 좁아져 왕복 2차선 도로이다.
오가는 자동차는 거의 없다.
상당히 산속 깊이 들어 온 것 같다.
이곳은 시내 중심지가 아닌 산 쪽으로 상당히 들어와
숙소를 정하다 보니 조그만 숙소들뿐이다.
어쩔 수 없다.
겨우 1박인데 뭐 …
길가에 모텔이라는 간판을 보고 자동차를 멈춘다.
모텔 안으로 들어가 2개의 방을 구할 수 있냐고 물었더니
가능하다고 한다. 모텔 형태도 아니고 방갈로 형태도 아니고
암튼 두 개의 방을 예약한다. 이미 서서히 어두워지는 시간이다.
저녁 식사를 해야 하는데 이 근처에는 식당이 없다고 모텔 직원이 알려준다.

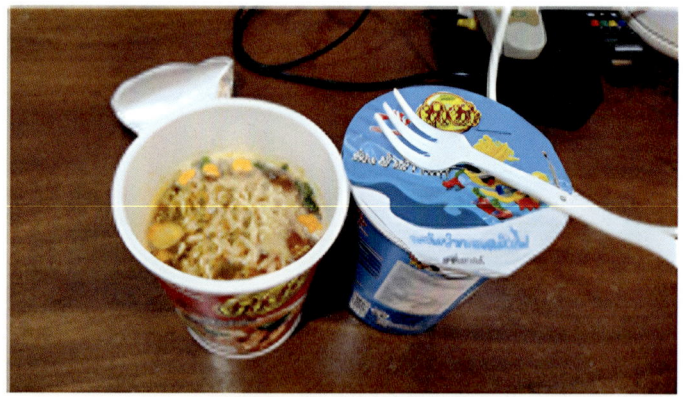

[컵라면으로 떼우는 저녁 식사]

헐 !
그러면 저녁 식사를 어떻게 해결할 수 있냐고 물었더니
차를 타고 30~40분을 나가거나
모텔에 붙어 있는 조그만 구멍가게에서 컵라면을 사서 먹거나
해야 한다고 한다.
답답하다.
미스'형'에게 연락하여 의사 타진을 한다.
미스'형'은 피곤하니 그냥 컵라면으로 해결하자고 한다.

체크인 후 태국 컵라면으로 저녁을 해결한다.
동영상 편집이 급하다. 한 번 밀리기 시작하면 계속 밀려 나중에
너무 힘들어진다.
긴장하면서 장거리 운전을 했고
부실한 저녁 식사에 새벽까지 이어진 동영상 편집.....

하루 24시간을 참 알차게 사용한다.
2편의 동영상 편집 및 유튜브 업로드를 완성하고 긴 샤워를 한다.
펌프의 힘이 약해서인지 샤워 물줄기는 너무 약하다.
타올 또한 너무 얇아 금방 물에 흠뻑 젖어 버린다.

이내 별로 푹신하지 않은 침대에 누워 본다.
멍하다.....

곧 곯아 떨어진다.

피곤한 하루였다.

※ 제6일 차

눈을 뜬다.
눈이 좀 부은듯한 기분이다. 아마 어제 상당히 힘들었을 것이다.

창문을 열고 발코니로 나가니 시원한 산속 아침 공기가
폐부로 깊이 들어온다.
나무로 만들어진 의자에 앉아 담배를 한 대 꼬나문다.
열대지방의 찬 아침 공기 속으로 흰 담배 연기가 날아 들어간다.
열대지방의 아침은 상당히 상쾌하다.
여유를 가지고 담배를 한 대 피우고 나니 정신이 좀 든다.

미스'형'에게 연락하여 30분 후 출발하자고 한다.
어젯밤 사다 놓은 방부제가 많이 들어 있을듯한 카스텔라 빵을
조금 뜯어 입에 넣는다.
태국식 믹스 커피가 있어서 생수를 끓여 믹스커피를 한 잔 마신다.
두어 번 더 빵을 뜯어 먹고 샤워를 한다.

짐을 다시 챙긴다. 짐 챙김은 간단하다.

가방을 들고 열쇠를 카운터에 반납하고 바로 앞 주차장으로 와서
트렁크를 열고 짐을 넣고 자동차 시동을 걸어 둔다.
이른 아침이지만 아마 조금만 지나도 더워질 것이어서
약하게 에어컨을 미리 작동시켜 둔다.

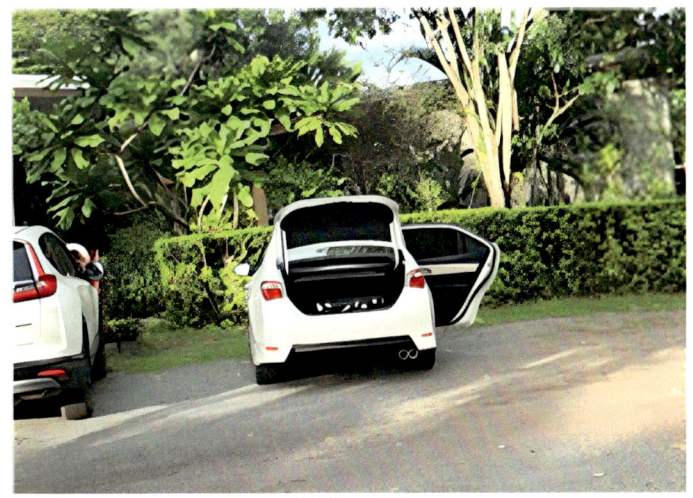

[모텔 주차장]

상당히 피곤할 텐데 웃는 모습으로 나타나는 미스'헝'도
열어둔 트렁크에 가방을 넣는다.
다시 구글 지도를 열어 미리 표시해 둔 침향(沈香) 농장을 확인하고
구글 비게이션을 작동시킨다.
그다지 먼 거리는 아니다.
이제 출발을 한다.

침향(沈香) 농장에 가니 침향낭인(沈香郎人)과
미스'헝'은 기분이 좋아진다.
구글 내비게이션을 이용하여 시골길을 서서히 달린다.
시골길을 약 40분 달리니 이 지역에서
가장 큰 침향(沈香) 농장에 도착한다.
주차하고 내려보니 농장 철문이 굳게 닫혀있다.

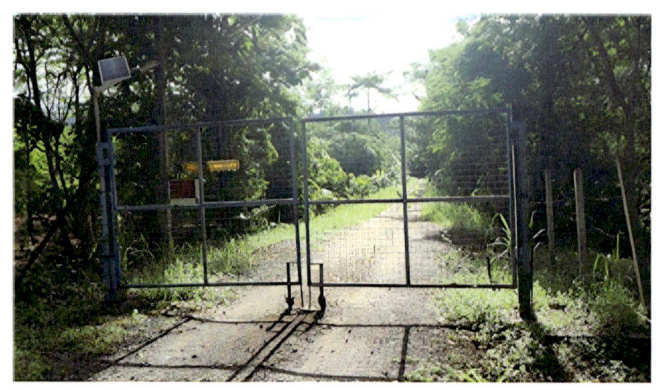

[철문이 굳게 닫힌 침향농장]

오 노!

적혀져 있는 전화번호로 전화해 보니 주말에는 문을 열지 않는다고 한다.
그러고 보니 오늘은 토요일이다. 너무 바쁘게 움직이다 보니
요일을 미처 확인하지 못했다.
흐흐흐 낭패다!
전화기에 대고 사정해 본다. 멀리서 왔다고 ... 하지만 단호하게,
약간 귀찮아하는 듯한 목소리가 들려온다. 안된다고 ...
침향낭인(沈香郞人)은 인연이 아닌가? 라고 생각하고
자동차를 돌린다. 자동차를 돌려 100여 미터를 이동하다 보니
조그만 침향(沈香)공장이 있다.
자동차를 그쪽으로 움직여 주차하고 자동차에서 내려 공장으로 가본다.
바로 침향(沈香) 가공 공장이다.
그곳에는 7~8명의 사람들이 바닥에 앉아 칼과 도끼를 가지고
침향(沈香)나무를 손질하고 있다.
공장 안으로 들어가 인사를 하니 전부 고개를 돌려 버린다.
하긴 이 먼 곳에 태극기 옷을 입은 한국인이 찾아올 리가 없지....

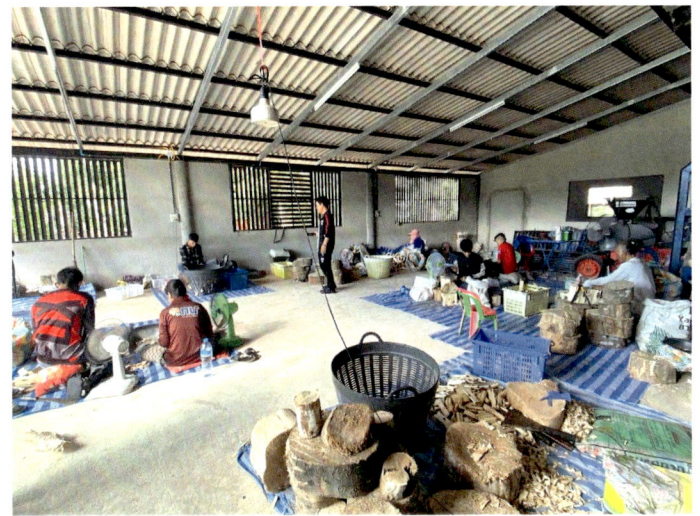
[침향 가공 공장]

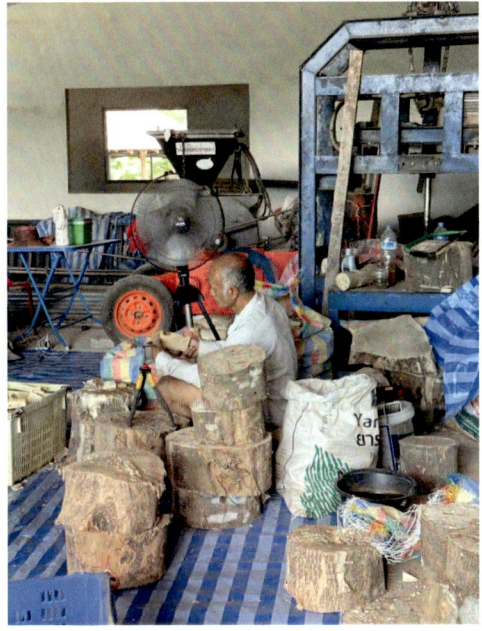
[침향 가공 공장]

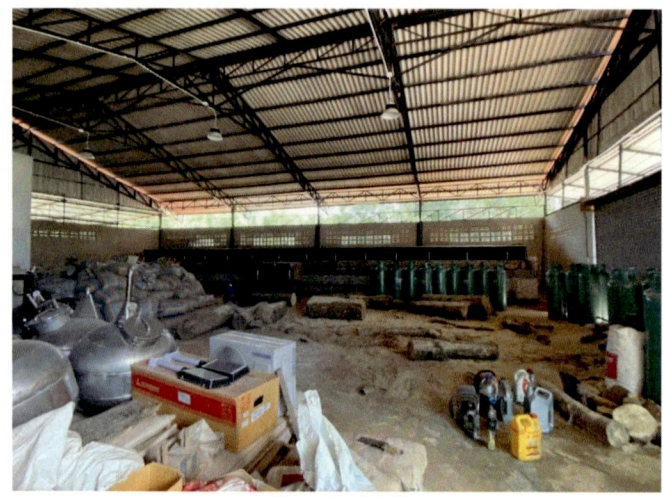

[침향 가공 공장]

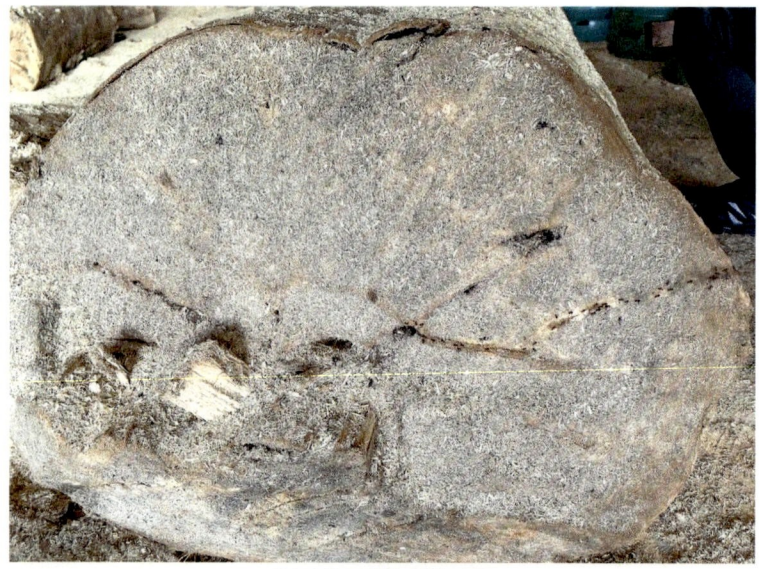

[상당한 굵기의 침향 나무]

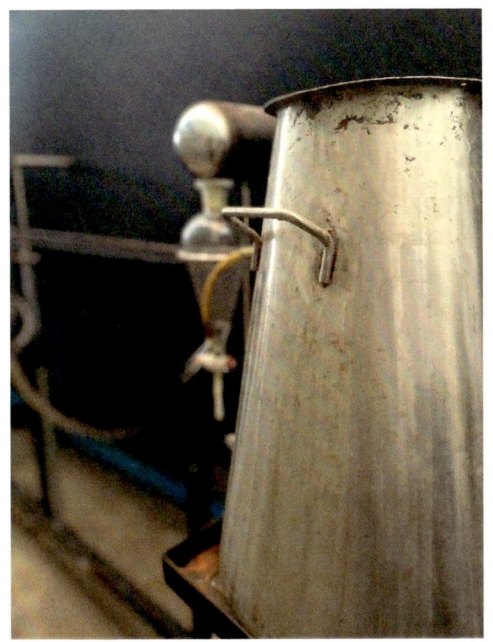
[침향 수지 추출 모습]

충분히 이해하고 구글 번역기에
"나는 한국 사람이며 이 옆 농장에 왔으나 토요일이라 들어갈 수 없다고
말하고 공장을 좀 구경하고 영상을 찍어도 되냐?"라고
물었더니 40~50대로 보이는 태국 여성이 흔쾌히 허락해 준다.
침향낭인(沈香郎人)은 두 손을 합장하여 고맙다는 인사를 한다.

바닥에는 농장으로부터 옮겨 온 듯한 침향(沈香)나무가 보이는데
그 두께가 상당하다. 그래서 물었더니 약 30년 정도 키운 나무라 한다.
대단하다! 베트남 대부분의 농장은 5~10년 정도 키우는데
재배 침향(沈香)이 30년이라니 이건 엄청난 일인 것이다.
하긴 고서에는 침향(沈香)나무가 최소 30년은 되어야만

나무의 수관(水管)이 제대로
열려 좋은 침향(沈香)이 맺힌다고 쓰여있다.

공장 앞마당에는 많은 침향(沈香) 조각들이 햇빛에 의해
자연 건조되고 있다.

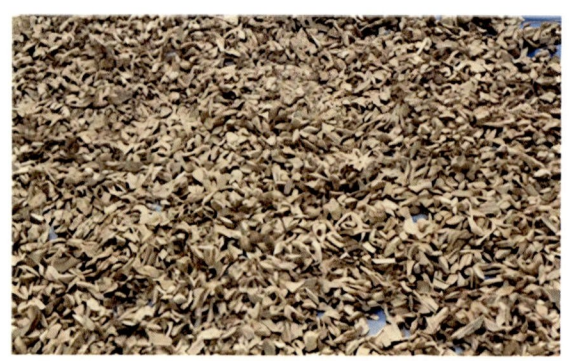

[건조중인 침향 조각]

공장 안쪽으로는 10대의 수증기 추출기가 자리를 잡고 있다.

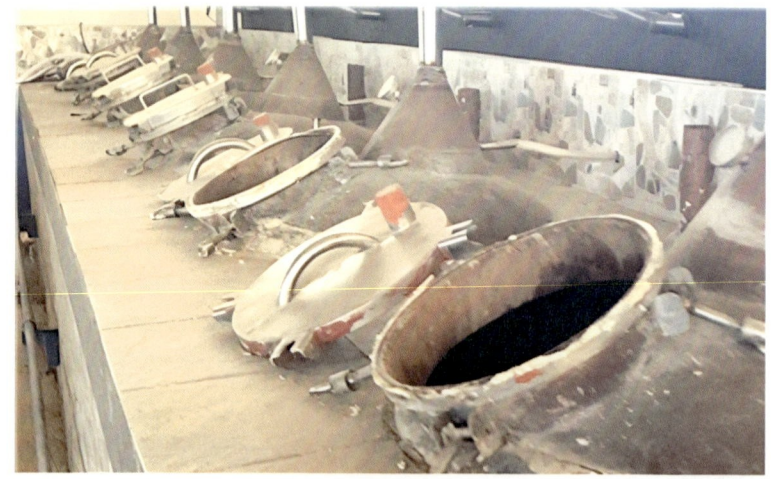

[수증기 추출기]

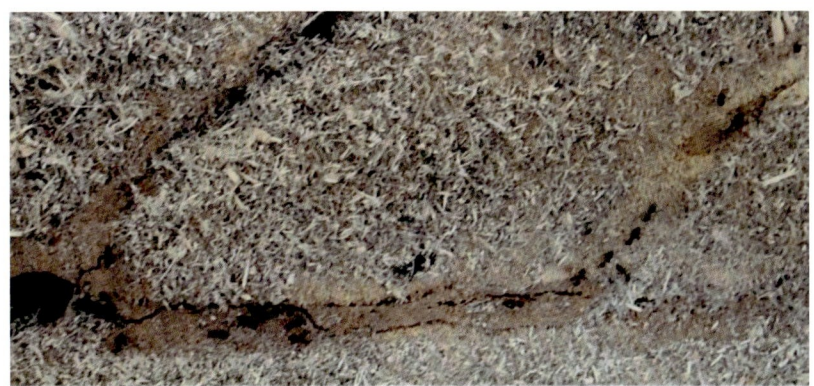

[공장 안에 있는 침향나무와 개미들]

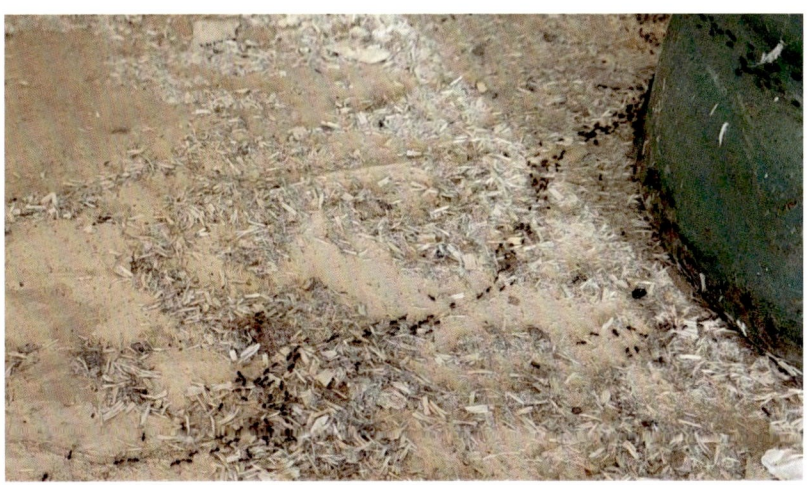

[공장 안에 있는 개미들]

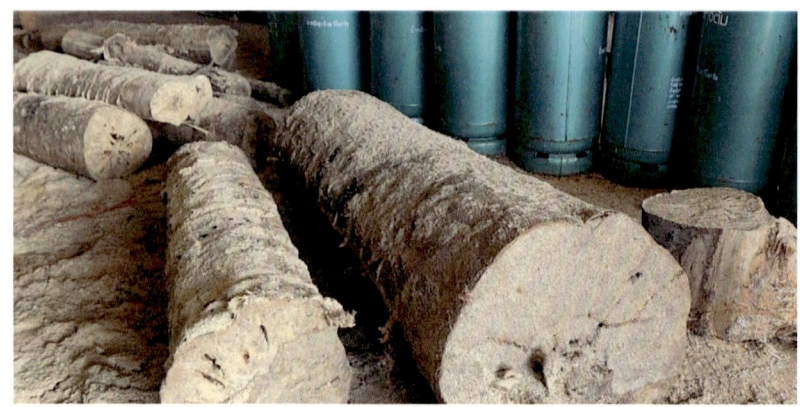

[상당한 굵기의 침향나무]

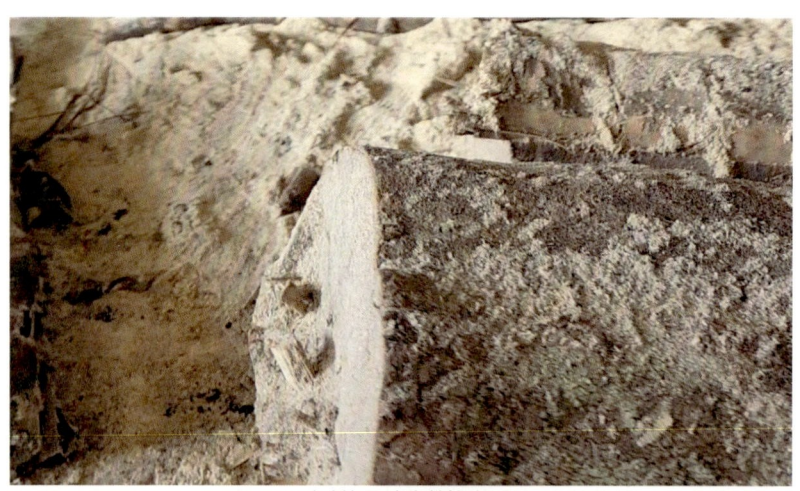

[상당한 굵기의 침향나무]

전기로가 아닌 가스로를 사용하고 있다.
2대의 기계에 침향증류수(沈香蒸溜水)와 침향(沈香) 수지가
추출된 상태를 볼 수 있다.
기계 옆으로 가니 익숙한 침향(沈香)의 향기로움이 진동한다.
천상향 침향(沈香) 향~~~
이 먼 곳까지 달려온 보람이 있다.
한참을 구경하고 있는데 아까 안내해 줬던 그 태국 여성이 다가와 15분 정도
기다리면 누군가가 여기로 온다고 한다.
침향낭인(沈香郞人)을 위해서 누군가에게 연락한 모양이다.
오 땡큐 ~~

그렇게 기다린 지 30여 분 ~
온다고 한 사람은 오질 않아서
포기하고 출발하려는 찰나 검은색 SUV차량이 한 대 들어온다.
나이가 좀 들어 보이는듯한, 착해 보이는 한 남자가 다가온다.
하지만 영어가 거의 안된다.

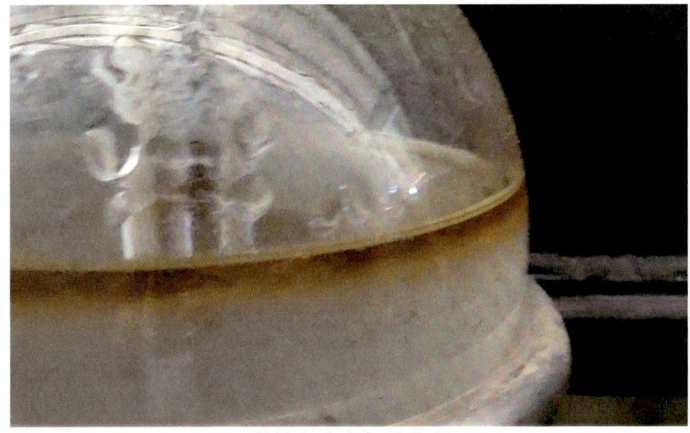

[침향 수지 추출 깔대기]

갑자기 힘들어진다. 그러더니 자기를 따라오라고 한다.
그리고 그의 자동차를 따라 10여 분을 이동하니
정말 오래된 듯한 모습의 조그만 도시가 나온다.
허름한, 하지만 제법 규모가 있는 도로 옆 주택에 도착한다.
자동차를 주차하고 그 남자를 따라
조그만 사무실(?) 연구실(?) 같은 곳에 들어간다.
안으로 들어오자, 침향(沈香)의 향이 가득하다.
침향(沈香)의 향으로 가득 찬 공간이다. 많은 종류의 침향(沈香) 조각들,
많은 종류의 침향(沈香) 수지들이 눈에 들어온다.
전문가의 기운을 느낄 수 있다. 침향(沈香)이 아주 많다. 상당히 부러운 공간이다.
하지만, 이 공간이 연구실인 듯 여기저기 널브러져 있는
침향(沈香)들, 이 비싼 침향(沈香)들이 이렇게 널브러져 있다니

언어 소통에 문제가 있어서 최대한 구글 번역기를 돌려 본다.
하나하나 소개를 해나가는 그 남자 그의 이름은 미스터 '빽'이다.
캄보디아 침향(沈香), 태국 침향(沈香), 미얀마 침향(沈香)이 있다.
여기에서 한가지 짚고 넘어갈 부분이 있다.

과거 송(宋)나라 문서에 '진랍(眞臘)왕국'[12] 을 표현했을 때
그 이름이 '크메르 제국'이다
지금의 캄보디아와 태국 전체 북. 중부를 이루는 말이다.
그러니 지금 이곳 '뜨랏 Trat'은 과거 송(宋)나라에서 가르키는
현재 위치 '진랍왕국'에서 '크메르제국'이 되는 그 시기이다.

---

12) 첸라(크메르어: ចេនឡា) 또는 진랍(眞臘)은 6세기 메콩강 중앙 유역에서 일어난 크메르족의 나라다. 《수서》 권 82에 처음 이 이름이 나오지만 뚜렷한 문자로 남지 않았고, 관련 사료가 거의 없어 국명의 유래가 분명하지 않다. 또한 첸라는 하나의 국가가 아닌 고대 그리스의 폴리스나 페니키아, 삼한, 가야와 같은 여러 나라들 혹은 도시국가들, 공국들의 연맹 혹은 문명권으로 보인다. －위키백과－

그럼 여기에서 나오는 침향(沈香)은 결국 '진랍왕국' 침향(沈香)이 된다.
태국 남부를 가르켜 '등류미왕국'이라 했으니
지금의 방콕. 파타야. 라용. 짠타부리...그리고 이 곳 '뜨랏'은
'진랍왕국' 침향(沈香)이 되는 것이다.
그러면 지금 침향낭인(沈香郎人) 눈앞에 있는 이 침향(沈香)들은
물론 과거와 같은 자연산은 아니지만 과거 자연산이 자랐던 그 같은
장소에서 생산되는 재배산 '진랍왕국' 침향(沈香)이 되는 것이다.
이렇게 결론을 내릴 수 있다.

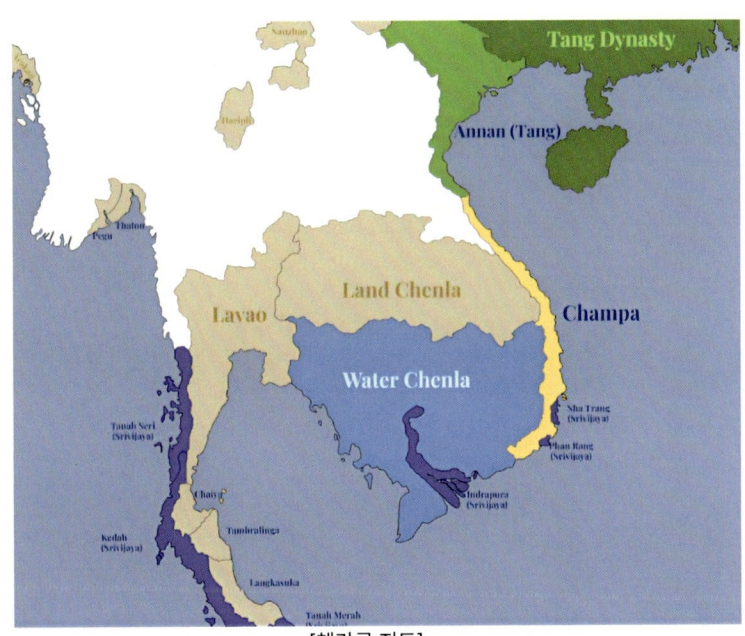

[첸라국 지도]

일단 침향낭인(沈香郞人)은 항상 호주머니에 있는
'점성(占城)왕국'[13] 침향(沈香)수지를 꺼내 미스터 '빽'에게
조금 발라주고 '점성왕국' 향 테스트를 해 보라고 한다.
잠시 후 미스터 '빽'은 엄지를 치켜세우며 아주 좋은 향이라 칭찬한다.
자기가 생산한 침향(沈香)을 앞에 두고 다른 곳의 침향(沈香)을
칭찬하기가 쉽지는 않을 텐데 그의 인성을 알 수 있는 대목이다.
아마 침향낭인(沈香郞人)은 일부러 그런 행동을 한 것 같다.

베트남 점성 침향(沈香)은 단향(甘香)이 아주 많다고 말한다.
그는 역시 전문가가 확실하다.
베트남 침향(沈香)의 강점은 달콤한 향이 특징이다.
이것은 장점이면서도 단점이 될 수도 있다.
침향(沈香)에는 반드시 다섯 가지의 맛과 향이 나와야만 하는데
베트남 침향(沈香)은 단향이 너무 강하다는 게 단점일 수 있다.

---

[13] 참파 왕국(산스크리트어: चम्पा, 베트남어: Chiêm Thành, 쯔놈:占城, 영어: Kingdom of Champa)은 베트남 중부 지방에 위치해 있던 말레이계의 참족이 세운 왕국이다. 이들 과거 참족은 오늘날 베트남 중부 남단에 거주하는 참족의 직접적인 조상이 된다.
당나라에서는 임읍(林邑)이라고 불렸고, 일시적으로 환왕국(環王國)이라고 자칭하였다.
송나라 때에는 점성(占城)이라고 불렸다. 참파의 이름은 인도식 왕의 이름과 함께 이 나라가 일관해서 부르고 있는 것이다. 참파 왕국은 인도 문화의 가장 동쪽 전초지였다. 그들은 자주 쯔놈과 동맹을 맺기도 하면서, 중국과 끊임없이 싸움을 벌였다. 4세기에 참파는 중국의 한 군(郡)인 일남(日南)을 합병하기도 했으나, 이 승리는 순식간에 뒤바뀌고 말았다. 5세기에 중국이란 대국을 상대하는 전쟁에서 참파는 독립을 포기하지 않으면 안 되었기 때문이다.
-위키백과-

침향낭인(沈香郎人)은 이제 그의 침향(沈香)을 테스트해 본다.
긴장되는 순간이기도 하다.
침향(沈香) 감정(鑑定)은 침향낭인(沈香郎人)이 만들어낸
침향낭인(沈香郎人) 감정 방법을 사용한다.
그 방법은 공개하지 않겠다.

작은 조각 하나를 침향낭인(沈香郎人)이 사용하는 조그만
발향기에 올려 깊이 향을 품평한다.

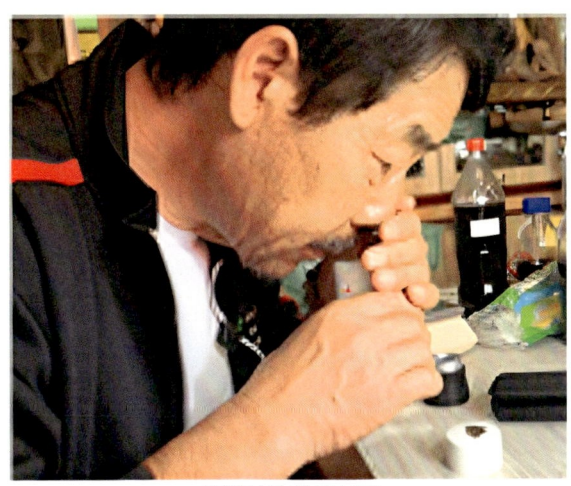

[침향낭인 향 테스트]

깊은 침향(沈香) 향이 올라온다.
맑고 청명(淸明)하며 혈(穴)의 기운을 상당히 빠르게 건드린다.
아주 깊은 침향(沈香) 향이다.
베트남 침향(沈香)과는 또 다른 맛이다.

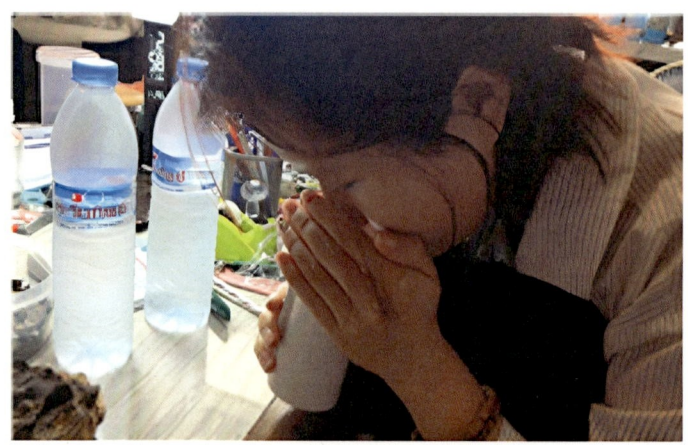

[미스 '헝' 침향 향 테스트]

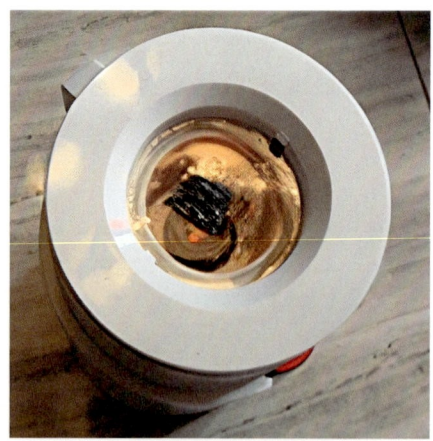

[휴대용 향 테스트 도구]

이제 침향낭인(沈香郎人)의 제일 관심사 침향(沈香) 수지 감정이다.
맨 먼저 이곳 태국 침향(沈香)(크메르제국) 수지이다.
일단 색상은 아주 좋다. 진한 적포도주 색상이 아주 아름답다.
큰 유리병에 담긴 침향(沈香) 수지를 밖으로 가지고 나와
강한 햇빛에 비추어 본다. 진한 적포도주 색이 나와야만 한다.
나온다. 붉은 빛이 카메라에 찍힌다.
적당한 점도(粘度)도 아주 좋다.
이젠 가장 중요한 향을 맡아 본다.
좋다 !!!
베트남 침향(沈香)보다 훨씬 더 강한 침향(沈香)이다.
향을 글자로 표현하기에는 아주 큰 어려움이 있다.
하지만 굳이 하자면 강한 인상을 남기는 달콤한 침향(沈香)이다.

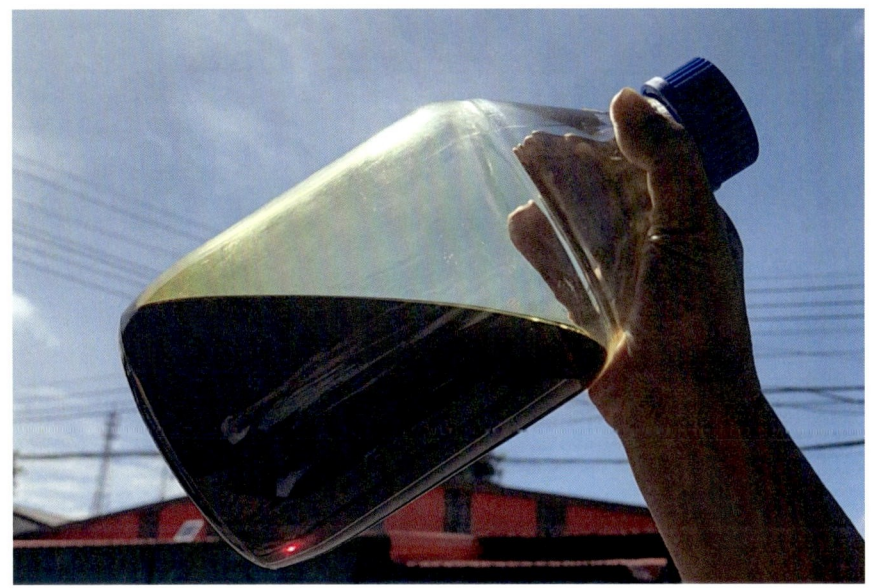

[고급 침향 색]

다음은 미얀마 침향(沈香) 수지를 테스트한다.
생산지는 현재의 국경으로 보면 '미얀마'이지만
말레이반도 서쪽 끝자락의 '미얀마' 땅이다 보니
보통 생각하는 '미얀마 양곤' 지역하고는 거리가 아주 멀다.

일단 색이 누렇다.
색이 누런 것은 최상품 대접을 받지 못한다.
향은 아랍 쪽 사람들이 좋아할 것 같은 아주 강한 향이다.
이 향은 중국, 한국, 일본 쪽에서는 그다지 좋아하는 향은 아니다.
하지만 점도는 아주 좋다.
이 향은 처음 맡아보면 아주 구릿한 향이 강하게 올라온다.
하지만, 이 향은 피부에 바른 후 약 5~10분 후면 정말 좋은 향으로 변한다.
정말 환상적인 향으로 바뀐다.
한국에서는 아직 이런 향을 만나본 사람이 없다.

다음으로는 태국의 북부 '치앙마이 chiangmai'에서 나오는 침향(沈香)수지이다.
역시 강하면서도 달콤한 향의 여운이 오래간다.
색도 좋고 점도 또한 좋다.
하지만 달콤한 향이 너무 강하여 베트남 침향(沈香) 향과 많이 비슷하다.
또한 미스터 '빽'은 자연산 침향을 두 조각 꺼내 놓으면서 자랑을 한다.
칼로 아주 소량을 깎아서 발향기에 올려놓고 향을 맡아본다.
하지만 이건 분명 침향(沈香)이 아니다.
모양만 침향(沈香)일 뿐 사실 침향(沈香)이 아니다.
이건 분명 침향낭인(沈香郎人)이 머리 아파하는 그 나무의 한 종류이다.
이 부분은 침향낭인(沈香郎人)뿐만이 아니고 침향(沈香)을 연구하는
모든 사람들의 큰 숙제이기도 하다. 외부 모양은 침향(沈香) 같은데 실질적으로
기본 침향(沈香) 향은 없는 그런 고약한(?) 나무이다.

침향낭인(沈香郎人)이 긴 시간을 투자해서 연구 해야 할 숙제이다.

침향낭인(沈香郎人)은 미스터 '빽'에게 핸드폰 속에 들어 있는
많은 자연산 침향(沈香) 사진들을 보여주고 이게 바로
진품 자연산 침향(沈香)이다고 설명을 해주니
미스터 '빽'은 깜짝 놀란 눈으로 사진들을 한참 쳐다보다가
엄지손가락을 치켜세운다.
이 지역의 침향(沈香)은 어떻게 재배가 되고
어떻게 유통이 되며 각종 서류들의 발급 상태는 어떤지
많은 대화를 이어 나간다.
이 지역의 침향(沈香郎人)은 거의 대부분 아랍 시장으로 고가에 수출 되고 있다.
침향낭인(沈香郎人)은 상당히 부러운 듯 하다.
한참동안을 이야기한 후 이제 약간의 샘플을 종류별로
구매해야 할 시간이다. 이것저것 골라 담았다.
많은 양을 구매하고 싶지만 분명 태국 공항 또는
베트남 공항에서 무조건 걸린다.
침향(沈香)은 아주 소량이어도 반드시 많은 까다로운 서류가 필요하다.
가격 또한 만만치 않아 많은 양을 구매할 수는 없다.
미스터 '빽'에게 허락을 얻은 후 작은 사무실 영상 촬영을 하고
기념 사진도 한 장 찍어 본다.

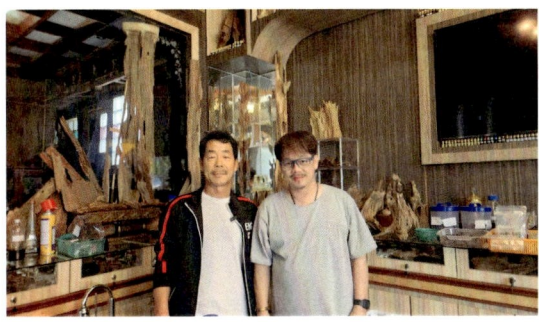

[기념 촬영]

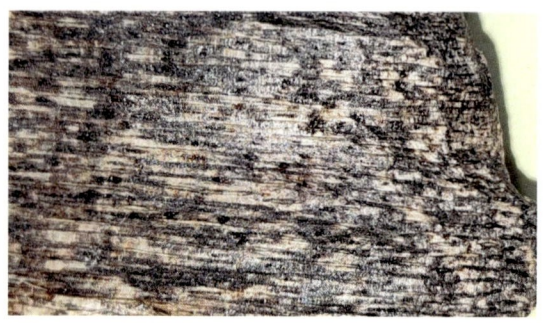

*침향나무 설명:
- '아퀼라리아 크라스나 aquilaria crassna' 수종이며 약 15년 키운 나무
- 수지의 색이 검고 좋음
- 수지 분포도가 약 50% 정도 되는 좋은 상태
- 향은 아주 강함

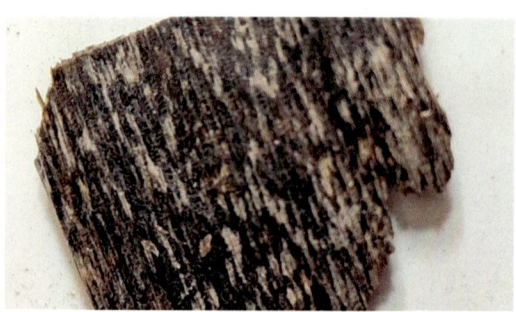

*침향나무 설명:
- '아퀼라리아 크라스나 aquilaria crassna' 수종이며 약 15년 키운 나무
- 수지의 색이 검고 좋음 / 수관에 수지가 가득 참
- 수지 분포도가 약 70% 정도 되는 좋은 상태
- 향은 아주 강함

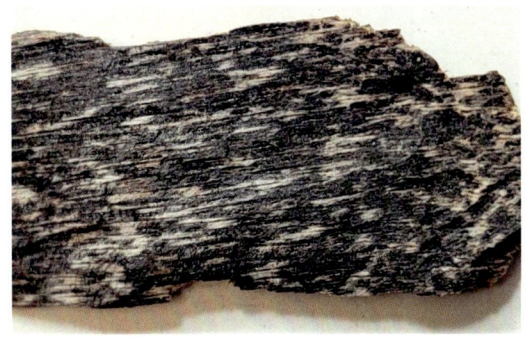

*침향나무 설명:
- '아퀼라리아 크라스나 aquilaria crassna' 수종이며 약 15년 키운 나무
- 수지의 색이 검고 좋음 / 수관에 수지가 가득 참
- 수지 분포도가 약 70% 정도 되는 좋은 상태
- 향은 아주 강함

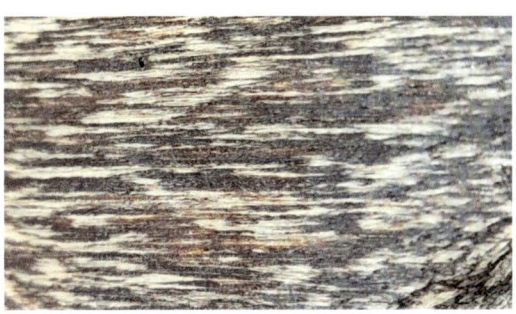

*침향나무 설명:
- '아퀼라리아 크라스나 aquilaria crassna' 수종이며 약 15년 키운 나무
- 수지의 색이 밤색임
- 수지 분포도가 약 40% 정도 되는 좋은 상태
- 향은 아주 부드러움

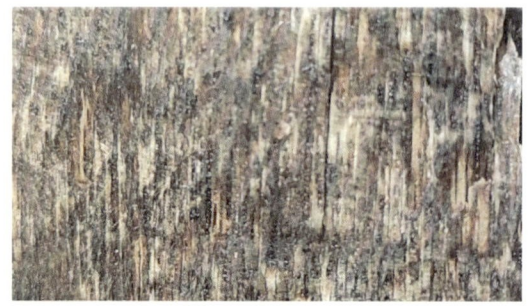

*침향나무 설명:
- '아퀼라리아 크라스나 aquilaria crassna' 수종이며 약 15년 키운 나무
- 수지의 색이 밤색, 검정색이 섞여있음
- 수지 분포도가 약 80% 정도 되는 좋은 상태
- 향은 아주 강하면서도 부드러움

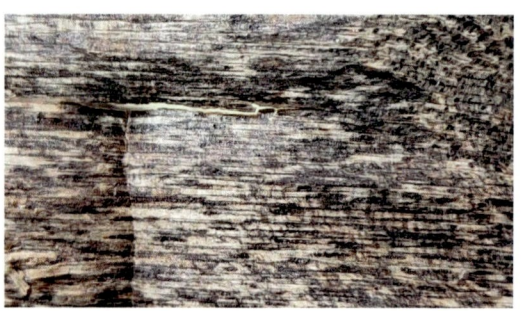

*침향나무 설명:
- '아퀼라리아 크라스나 aquilaria crassna' 수종이며 약 15년 키운 나무
- 수지의 색이 밤색, 검정색이 섞여있음
- 수지 분포도가 약 50% 정도 되는 상태 하지만 수관에는 수지가 얕음
- 향은 아주 강하면서도 부드러움

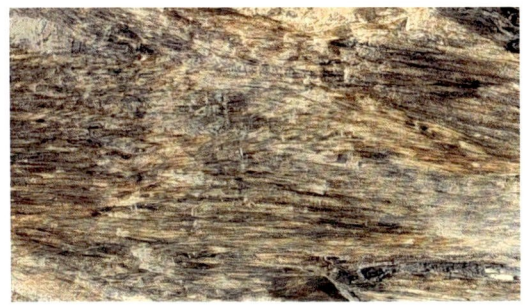

*침향나무 설명:
- '아퀼라리아 크라스나 aquilaria crassna' 수종이며 약 30년 키운 나무
- 수지의 색이 밤색
- 수지 분포도가 약 90% 정도 되는 상태로 아주 좋음
- 향은 아주 부드러우면서 달콤함

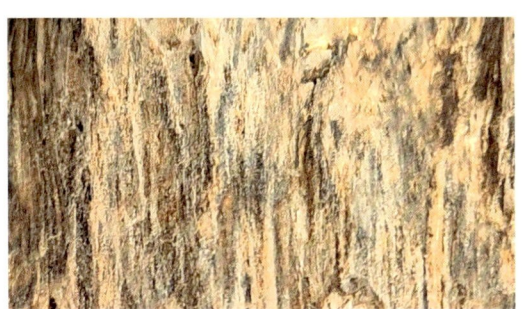

*침향나무 설명:
- '아퀼라리아 크라스나 aquilaria crassna' 수종이며 약 30년 키운 나무
- 수지의 색이 황색이며 아름다움
- 수지 분포도가 약 80% 정도 되는 상태로 아주 좋음
- 향은 아주 부드러우면서 달콤함

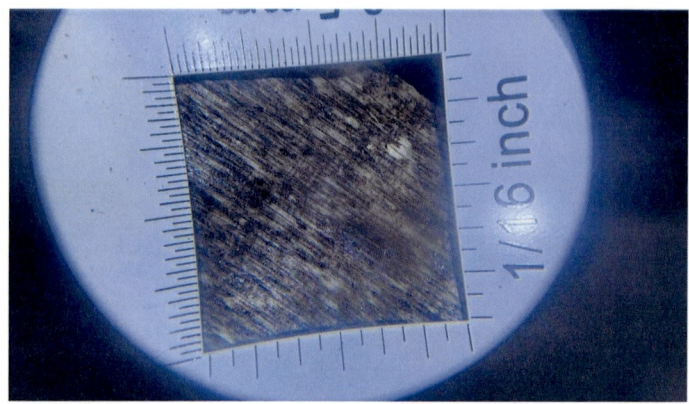

*침향나무 설명:
- '아퀼라리아 크라스나 aquilaria crassna' 수종이며 약 10년 키운 나무
- 수지의 색이 진회색이며 아름다움
- 수지 분포도가 약 70% 정도 되는 상태로 아주 좋음
- 향은 아주 부드러우면서 달콤함

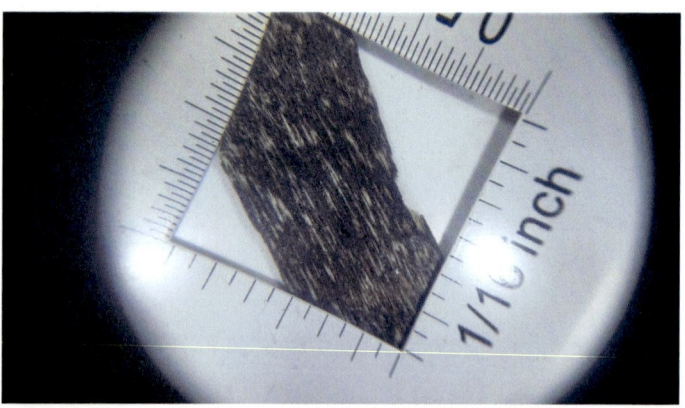

*침향나무 설명:
- '아퀼라리아 크라스나 aquilaria crassna' 수종이며 약 20년 키운 나무
- 수지의 색이 검정색이며 아름다움
- 수지 분포도가 약 90% 정도 되는 상태로 아주 좋음
- 향은 아주 강함

또다시 만날 걸 기약하고 다음에는 미스터 '빼'이 운영하고 있는
두 군데 침향(沈香) 농장을 가보기로 하고 일단은 헤어진다.
다음에는 반드시 오토바이를 타고 이 지역만 일주일 이상
여행을 해야겠다라는 생각을 해본다.

또 다른 2곳의 침향(沈香) 회사를 가 보았으나 한 곳은 완전히 폐쇄를 하였고
한 곳은 조그만 민가였기에 이곳의 일정은 마무리하기로 한다.
배가 너무 고파 식당을 찾아 나서 본다.

아침에 조그만 빵과 커피 한 잔이 전부였다.
하지만 이 지역은 워낙 작은 도시여서 식당이 거의 없다.
차로 두 세바퀴를 돌고 나서야 겨우 에어컨도 없는
조그만 길가 식당 앞에 자동차를 세운다.

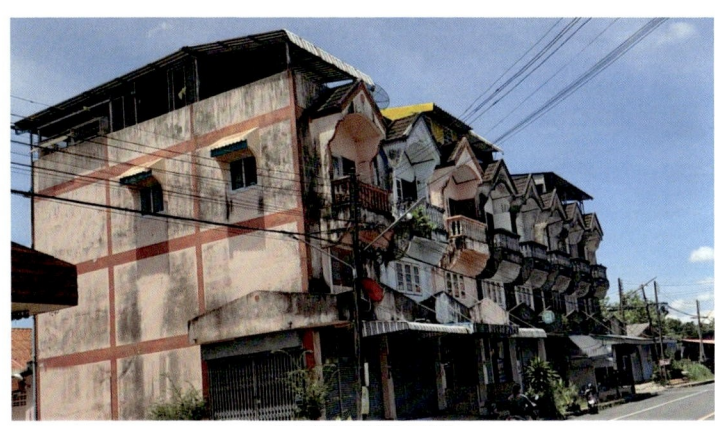

[상당히 허름한 도시]

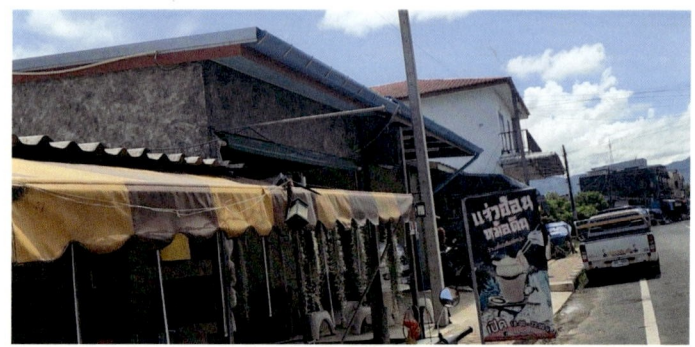

[허름한 길거리]

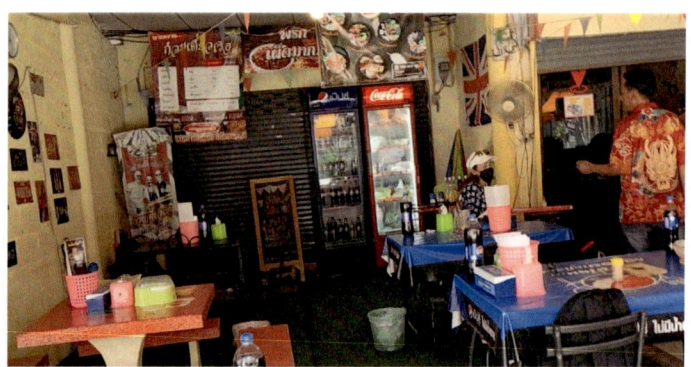

[허름한 현지 식당]

빨간 플라스틱으로 만든 의자에 자리를 잡고 앉는다.
주인의 눈길이 심상치 않다. 외국인을 처음 본 듯한 표정이다.
하지만 주인 남자와는 전혀 의사소통이 되질 않아서
벽에 붙어 있는 음식 사진을 가리키며 주문을 한다.
샤브샤브 비슷한 음식이다.

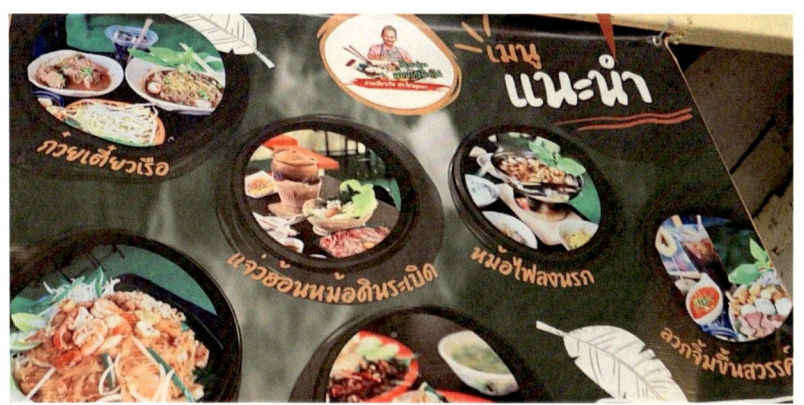

[벽에 붙어있는 메뉴]

주인은 침향낭인(沈香郎人)에게 뭐라 뭐라 하더니
느닷없이 사진을 찍자고 한다. 이놈의 유명세는~~

암튼 무더위 속에 주문한 '샤브샤브 비슷한 음식이 나온다.
근데 흙으로 된 화로 속 숯불은 약하기 그지없다.
언제 음식이 끓을지 하세월이다.
약간 두꺼운 종이로 열심히 바람을 불어 넣는다.
주인은 즐겁다는 듯이 웃고만 있다. 그 흔한 가스 부스터 하나 없다
날씨는 덥고..음식도 덥고.. 바람 불어 넣느라 더 덥다.
하지만 식당은 이곳 뿐 !

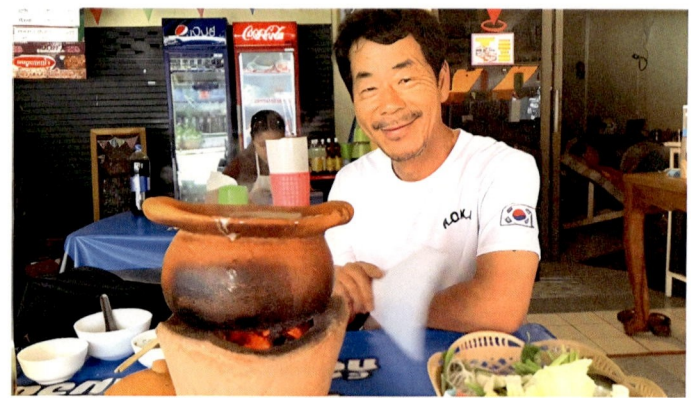

[힘찬 부채질]

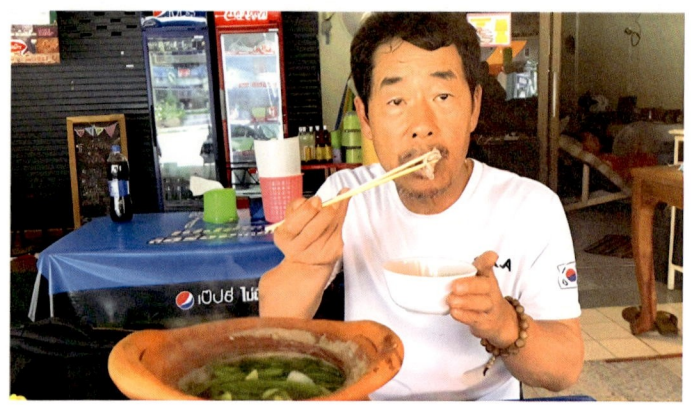

[맛있는 점심]

거의 노동에 가까운 점심을 마치고 왔던 길로 되돌아 간다.

길가에 멋진 카페가 하나 있다.
자동차를 세우고 안으로 들어가나 빵빵한 에어컨이 작동되고 있다.
냉커피 한 잔과 과일쥬스 한 잔을 주문한다. 좀 살 것 같다.
카페에서 약 1시간 정도를 쉬고 다시 출발 한다.

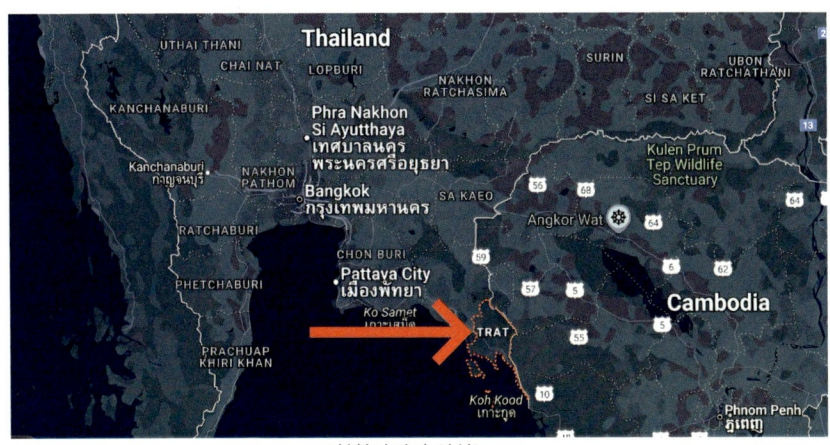

[침향낭인의 위치]

이제 어디로 갈 것인가? 침향낭인(沈香郞人)은 고민을 한다.
휴양지? '파타야' 복귀? '파타야'로 복귀하기에는 야간 운전을 해야 한다.
초행길에 핸들도 우측 거기에 야간 운전? 조금 무리라는 생각을 한다.
'파타야'와 '뜨랏'의 중간 지점쯤에서 1박을 하기로 한다.
'호텔스닷컴' 앱에서 예약을 하고 그 주소를 구글 지도에 입력하고 따라간다.
오랜만에 자동차 속에서 좋아하는 가수 이승철의 노래를 들으면서
같이 다니는 직원 미스'헝'은 처음 해보는 해외여행에 신이 났는지
베트남어로 계속 뭔가 침향(沈香) 질문을 해온다.
침향낭인(沈香郞人)은 생각은 한국어로 대화는 베트남어로… 머리가 피곤하다.

1시간여를 달리니 목적지인 '찬타부리 chantaburi'에 도착을 하다.
강가에 있는 호텔에 들어선다.
예약된 룸 2개의 키를 받아 들고 각자의 방으로 들어간다.
30분 후 로비에서 만나기로 한다.
방으로 들어와 긴 샤워를 하고 발코니로 나가 담배를 한 대 피워문다.

발코니에서 보이는 호텔의 정원은 상당히 멋지게 잘 가꾸어져 있다.
30분 후 로비에서 미스'형'을 만나 밥을 먹으러 나가기로 한다.
호텔 바로 옆에 엄청 큰 야시장이 자리하고 있다.
이 무슨 행운이라는 말인가?
ㅋㅋㅋㅋ
웃음이 절로 나온다.

많은 음식을 골고루 사서 테이블에 앉아 먹는 시스템이다.
얼른 봐도 100개가 넘는 음식 판매대가 있다.
쭈꾸미 볶음을 필두로 이것저것 많이 고른다.

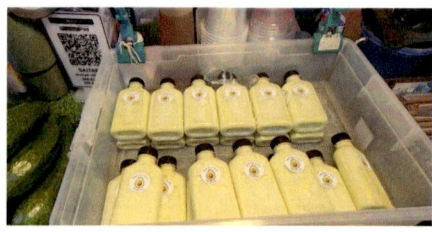 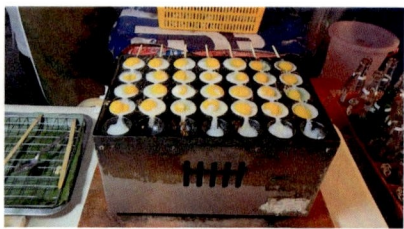

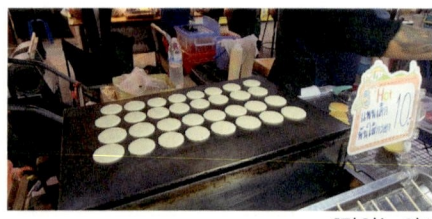 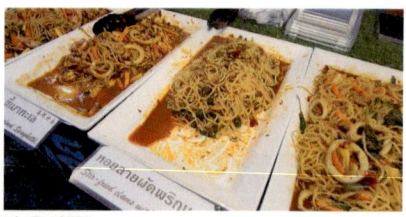

[맛있는 야시장 음식들]

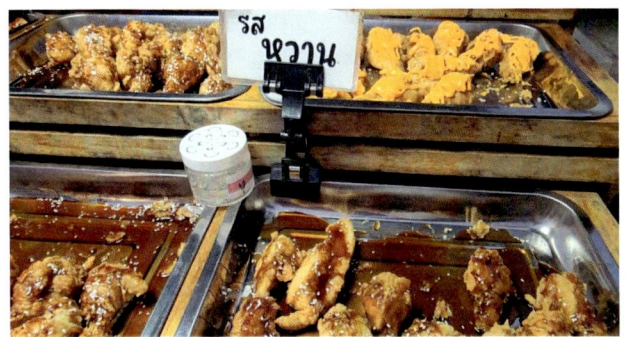

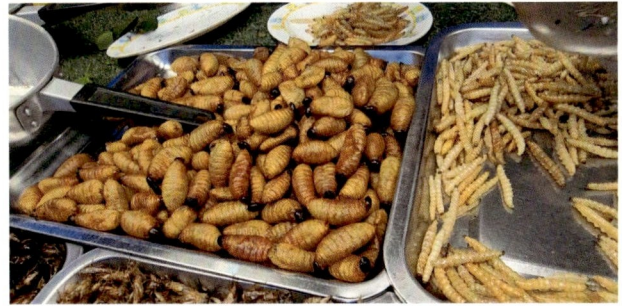

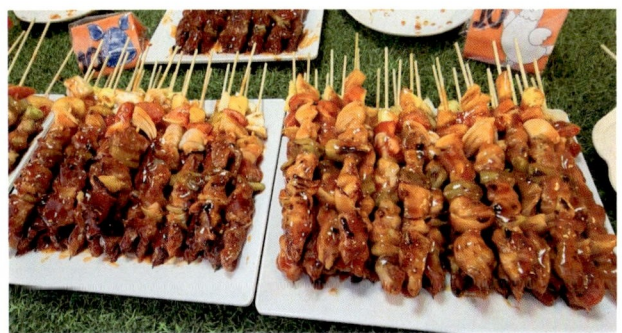

[맛있는 야시장 음식들]

골라 먹는 재미가 쏠쏠한 곳이다.
많은 음식을 골라서 가지고 테이블로 이동 한 후
맛있는 저녁 식사를 즐긴다.

고생하고 있는 미스'형'을 위하여 옷과 여성용 액서사리를 파는 곳으로
이동을 한다.
하지만 미스'형'은 필요 없다고 손사래를 친다.
겨우 설득을 해서 머리핀 하나를 사게 한다.

이제 다시 호텔로 돌아온다.
오늘도 참 바쁜 하루를 보낸다.
바쁜 만큼 참 피곤하다.

호텔방에 복귀하여 침대에 드러눕는다.
하지만 더운 날씨에서 저녁식사를 한 탓에 한 번 더 샤워가 필요하다.

긴 샤워를 한다.

깊은 잠을 바란다.

※ 제7일 차

밤새 깊은 잠을 못 자고 여러 번 놀라 잠을 깨버린다.
큰비와 몰아치는 강한 바람 그리고 연이어 하늘을 부숴버릴
기세의 번개, 천둥 때문이었다.
아마도 큰 스콜이 머물렀던 모양이다.
열대지방에서 볼 수 있는 이 스콜은
그 영향력 안에 있을 때는 그 기세에 움츠릴 수밖에 없다
이런 비슷한 경우를 한국에서는 '게릴라성' 집중호우라 부르는 것 같다.

잠을 제대로 못 잔 탓일까? 아침이 그다지 상쾌하진 않다.
비로 인하여 젖은 대지에 태국의 뜨거운 아침 햇살이 비치면서
그 끈적함과 뜨거움은 참 좋지 않은 컨디션을 제공한다.
바로 딱 그 상황이다. 정말 싫다.

찬물로 샤워를 한 후 호텔 지하에 마련된 뷔페로 간다.
미스'형'은 이미 도착하여 간단한 아침 식사를 즐기고 있다.
잠을 잘 자지 못해서인지 별로 입맛도 없다.
그저 굶기가 뭐 해서 정말 간단하게 해결한다.
더군다나 아침부터 강하게 가동하고 있는 에어컨의 바람..
이것 또한 그다지 좋은 자연 상태는 아니다.
약 10분 만에 아침 식사를 해결하고 방으로 돌아와
주섬주섬 다시 가방을 정리한다.
가방을 이끌 로비로 나가니 미스'형'이 걱정스러
얼굴로 침향낭인(沈香郎人)을 쳐다본다.
아마도 아침 식사를 거의 하는 둥 마는 둥 한 그 모습이 마음에 걸렸었나 보다.

에어컨 바람이 싫지만, 가동을 안 할 수는 없다.
동남아에서 살고 있는 침향낭인(沈香郞人)은 강한 에어컨 바람을
너무나도 싫어한다.
오늘은 '파타야'로 복귀한 후 차량을 반납하고
'방콕'으로 버스를 이용해서 이동을 해야 한다. 온종일 이동이다.
여행 중 이동은 기본이며 필수이다.

3번 국도에 올라서니 자동차가 제법 많다. 오늘은 일요일이다.
역시나 우측 핸들이라는 핸디캡을 안고 있기에 정속 주행을 유지한다.
침향낭인(沈香郞人)이 약간 지쳐 보여서였을까?
미스'형'이 본인의 휴대폰으로 침향낭인(沈香郞人)이 좋아하는
'레드 재플린 Led Zeppelin' 노래를 틀어준다.
참 눈치가 빠른 친구이다.
침향낭인(沈香郞人)은 그 노래를 듣는 순간 기분이 바로 '업 up' 되어 버린다.
운전이 즐거워진다.

먼 곳으로부터 자동차 뒤로 굉음이 들리기 시작한다.
도로가 흔들리듯 점점 그 굉음들이 다가온다.
태국 '할리족'이다. 족히 50대는 넘는다.
신호등 대기를 하고 있는 침향낭인(沈香郞人) 차 옆으로 긴 줄을 선다.
엄청난 '할리데이비슨 바이크'들의 포효에 침향낭인(沈香郞人)은
금방 기죽어 버린다.

부럽다 !!
바로 뛰쳐나가 저기에 합류하고 싶다.
멋지다 !!
각양각색의 바이크들 ... 각양각색의 치장들..
각양각색의 바이크 점퍼들.. 멋진 헬멧들..
가장 부러운 건 저 자유다 !!!
멋지게 정돈되어 뻗어 있는 3번 국도를
2시간여를 달리니 '파타야' 초입에 도착한다.
하늘에는 엄청난 한 무더기의 '스콜 squall' 구름이 떠다니고 있지만
다행히 큰 비를 퍼붓지는 않는다.

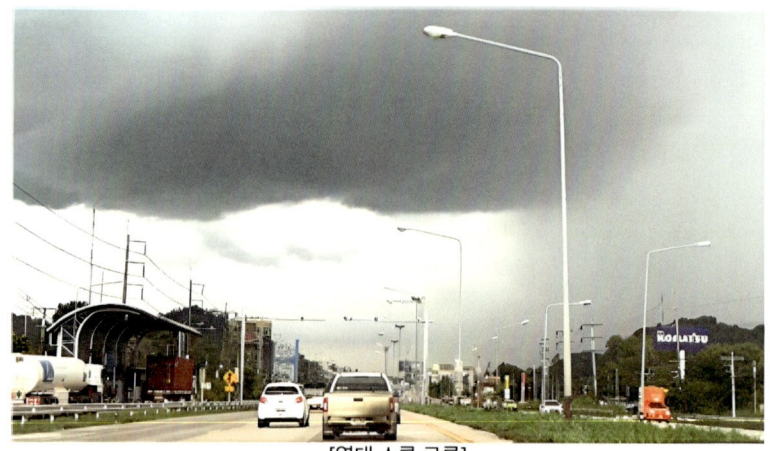

[열대 스콜 구름]

'파타야'에 도착하여 아우님네 회사로 바로 가서 주차를 하고 나니
이젠 맘이 좀 편해진다.
1박2일동안 아무런 문제 없이 자동차를 운행 시키고 복귀 했다.
처음 운전해 본 우측 핸들 자동차...
그래서 무사히 복귀하니 마음이 뿌듯해진다.
아우님께 연락을 해보니... 잠깐 외출을 했다고 잠시만 기다리라고 한다.
아우님을 기다릴 겸 근처 한국 식당에서 오랜만에 김치찌개와
냉면으로 미스'형'과 점심을 해결한다.
냉면을 처음 먹어 본다는 미스'형'..아주 맛있다고 한다.
하긴 차가운 국수를 이해하기는 쉽지 않을 것이다.
한국인에게 차가운 국수가 익숙하지만
다른 나라에서는 아주 특별한 음식으로 대접받는다.

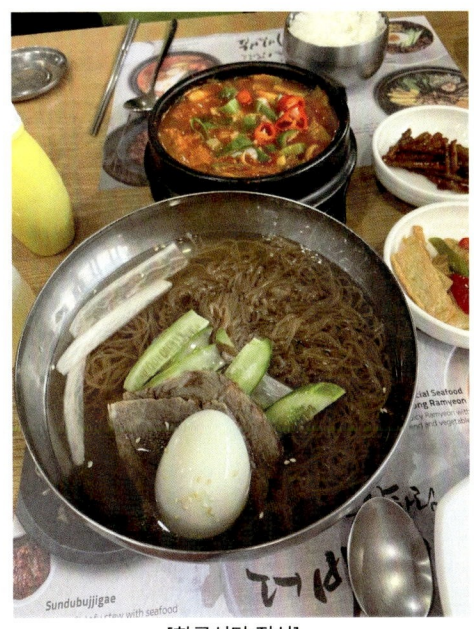

[한국식당 점심]

아우님을 다시 만나 여행 뒷이야기를 잠깐 하고
커피 한 잔 나눈 후
차량 반납을 하고 아우님이 '파타야' 시외버스 터미널까지 데려다준다.
멀지 않은 곳에 있으며 그리 크지 않은 버스 터미널이다.
아우님은 버스 티켓까지 끊고 음료수까지 챙겨준다.
항상 친절하고 항상 고마운 아우님이다.

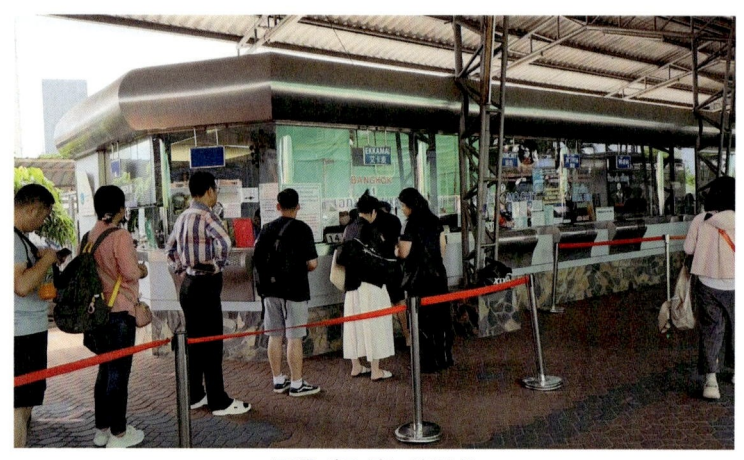

[표를 사고 있는 아우님]

다음에 다시 만날 날을 기약하고 버스터미널에서 헤어진다.
잠시 후 흰색과 파란색으로 칠 한 버스가 출발을 알린다.
짐을 버스 트렁크에 싣고 오른다.
버스는 상당히 낡았지만, 지정 좌석이다.
'시트'도 그다지 좋지는 않지만 나름 괜찮다.
해외여행 및 출장을 다니면서 버스를 타 보는 건 아마 처음인 것 같다.
오히려 흥미로운 경험이다.
방콕-파타야는 10분에 한 대씩 버스가 있다.

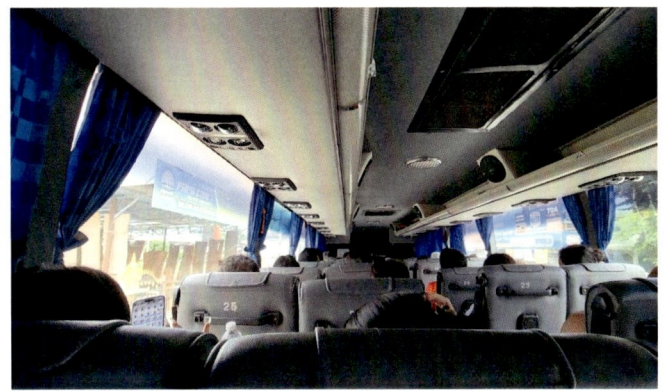

[파타야 - 방콕 고속버스]

대단한 노선이다.
버스에 올라탄지 얼마 않되어 잠에 골아 떨어진다.
피곤했던 모양이다. 미스'형'도 깊은 잠에 빠진다.
눈을 뜨니 거의 방콕이다.
방콕의 조그만 버스 터미널에 도착을 한다.
미리 앱으로 예약한 호텔을 검색해보니 자동차로 20여분 거리다.

그랩 택시를 불러 편안하게 호텔로 이동을 한다.
'방콕 Bang Kok' !! 몇 번 왔는지 기억이 안날 정도로 많이 왔다.
하지만 '침향로드'로서는 처음오는 시간이다. 기대가 많다.

호텔은 복잡하지 않은 어느 한 도로 옆에 위치하고 있다.
역시 체크인을 하고 1시간 후에 로비에서 만나기로 미스'형'과
약속하고 방으로 들어간다.

호텔방에는 큰 발코니가 있다.

발코니를 열고 나가 보니 방콕 도심의 큰 빌딩들이 한눈에 들어온다.
호텔방에서 '나트랑'에서부터 가져온 보이차를 꺼내
물을 끓이고 뜨겁게 한 잔 마신다.
맛있어서 연거푸 여러 잔을 들이킨다. 피곤이 사라지는 느낌이다.
언제부터인가 이 보이차가 가끔 생각나기도 한다.
침향낭인(沈香郎人)도 차인(茶人)이 되어 가는 것인가?

그렇게 좀 쉬다가
1층 로비로 나가 기다리니 미스'형'이 도착한다.
같이 저녁을 먹으러 나간다. 피곤해서 멀리 가고 싶지 않았다.
호텔 바로 앞에 상당히 고급스러운 식당들이 있다.
규모가 상당한 식당가다.
여러 개의 상점들에게 각종 음료와 음식들을 팔고 있다.
굿 !!!

한 식당을 골라 자리에 앉아
소고기덮밥, 파파야 샐러드 등을 주문한다.
도착한 많은 음식은 아주 맛있다.
침향낭인(沈香郎人)과 미스'형'은 정신없이 먹어 치운다.
미스'형'도 상당히 배가 고팠던 모양이다.
정말 잘 먹었다. 여행 중에는 정말 잘 먹어야 한다.
항상~

침향낭인(沈香郎人) 배가 빵빵하니 바로 또 졸린다.
하지만 일찍 잠을 잘 수 없다.

동영상 편집, 글쓰기 등등 할 일이 산더미다.
음료수 한 잔씩을 더 마신 후 침향낭인(沈香郎人)이 미스'헝'에게 묻는다.
호텔로 가서 쉴 것인지 아니면
나이트 방콕 구경을 할 것인지? 미스'헝'은 휴식을 선택한다.
사실 구경을 선택했다면.... ㅋ 정말 다행이다.
아마도 미스'헝'은 나이트 방콕을 구경하고 싶었겠지만
침향낭인(沈香郎人)을 배려하느라 그리 말했을 것이다.

처음 와 본 방콕의 밤을 왜 구경하고 싶지 않았겠는가?
하지만 미스'헝'의 입장에서는 또 혼자 나갈 수도 없는 입장이다.
처음 와보는 해외여행에 밤거리를 혼자 구경 나간다?
이 또한 용기가 나지는 않았을 것이다.

호텔방으로 돌아와 노트북을 켜고 영상 편집을 시작한다.
힘들다.
이 호텔은 완벽한 금연 호텔이기에
영상 편집 중 아마 두세 번 정도 엘리베이터를 타고 1층으로 내려와
침향낭인(沈香郎人)은 흡연을 한다.

긴 시간이 걸려 2편의 영상 편집을 끝낸다.

내일은 아주 바쁜 하루가 될 것이다.
2건의 침향(沈香) 미팅이 있나.
기대가 된다 ^^
좋은 밤..

깊은 수면을 바란다.

※ 제8일 차

눈을 떠보니 아침부터 하늘은 먹구름으로 가득 찼다.
아마도 스콜이 한바탕 찾아올 기세이다.
하지만 이슬비 정도만 뿌리고는 이내 사라져 버리자
뜨거운 햇살이 바로 나타난다.
이런 아침이 가장 습하고 더운날이다.

고양이 세수를 하고 미스'형'에게 문자를 보내서 1층 뷔페식당에서 만나자고
하고 1층으로 내려간다. 그저 그런 호텔 뷔페로 아침 식사를 맞이한다.
아침 식사를 하면서 미스'형'과 오늘의 일정을 체크한다.

이곳 방콕은 과거에는 진랍왕국이었다.
그러니 이곳에서 생산되고 있는 침향(沈香)은 결국 과거 진랍왕국 침향(沈香)이
나왔던 그 기후와 토양에서 이제는 재배 침향(沈香)으로 선보이는 것이다.
또한 방콕에는 불교 외에도 힌두교 및 이슬람교 사람들이
꽤 많이 있고 아랍 쪽과의 교류도 아주 많기에 침향(沈香)을
취급하는 샵들도 상당히 많다.
그중 10여 군데를 나름 엄선하여 둘러볼 예정이다.
단순히 샵만 운영하는 곳도 있고 침향(沈香) 농장을 가지고 있으면서
'방콕'에 샵을 운영하는 규모 있는 샵들도 있다.
가능하다면 농장을 가지고 있는 곳을 중점적으로 살펴볼 예정이다.
침향낭인(沈香郎人)의 '노하우know-how'를 가지고 침향(沈香)감정도
해볼 요량이다
운이 좋으면 자연산 침향(沈香)도 만날 수 있을 것으로 기대된다.

부지런히 움직여야 할 하루이다.
또 다른 비지니스 미팅으로 한국과 '카톡'질은 계속된다. 휴..바쁘다 바뻐!
그랩 택시를 불러 놓고 기다리면서 금연 호텔에서 풀지 못했던 담배를
한 대 즐겨본다. 하늘은 금새 또 우중충 해졌다. 이제 본격적인 탐방에 나선다.
'방콕'의 길거리는 항상 활기차다. 참 멋진 도시이다.
복잡하지만 조금은 여유로운.. 그다지 서두르지 않는 그런 도시이다.
맛있는 음식들.. 음료들.. 과일들.. 웃는 얼굴들...
언제와도 참 좋은 곳이다.
또한 자동차 옆을 지나다니는 멋진 오토바이들 또한 멋지다.

약 25분을 달려 첫 번째 목적지에 도착한다. 이곳은 OO침향(沈香) 회사다.
지방에 침향(沈香) 농장도 가지고 있는 나름 유명한 곳이다.
사전에 '컨택'을 하지 않고 바로 방문 하는 이유는 영어 소통 문제이다.
영어로 소통하는 침향(沈香) 관련 회사들이 드물다.
입구에서부터 경비원의 검문이 심하다. 여권을 제출하고 출입증을 받은 후
사무실 앞에 도착했지만 굳게 닫힌 문 ! 오 마이 갓..
구글 지도에는 영업중으로 표시 되었으나 사실은 문을 닫았다.

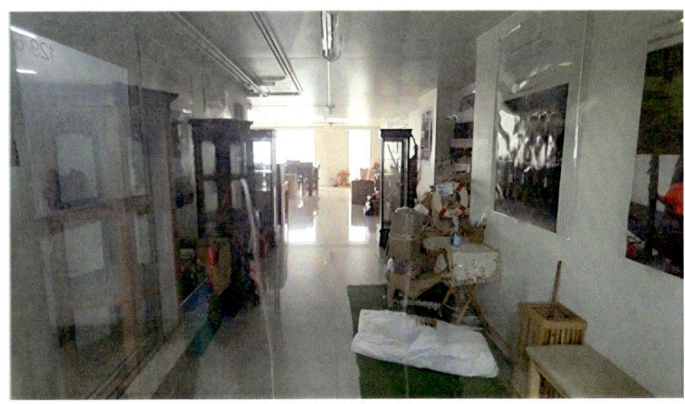

[굳게 닫힌 침향 회사]

주변 사람들에게 물었더니 문 닫은 지가 좀 되었고
지금은 영업을 하지 않는다고 한다.
지도에 표시된 전화를 연결해 보지만 못 알아 듣는 태국어로 뭔가 안내를 한다.
음.....
실망이지만 인연(因緣)이 아니다 생각하고 발길을 돌린다.
침향(沈香)은 인연이 먼저이다.
인연이 닿지 않으면 침향(沈香)을 만날 수 없다.
아마 이 회사와 침향낭인(沈香郞人)과는 인연이 아닌가 보다.

다음 장소로 이동을 위하여 다시 그랩 택시에 오른다.
멀지 않은 곳에 금방 도착한다.

큰 아랍계 호텔 1층에 자리 잡은 침향(沈香) 샵이다.
조그만 샵이지만 아주 깨끗하게 잘 정돈 되어 있다.
히잡을 쓴 여직원이 반갑게 맞이해 준다.
침향(沈香) 수지 및 침향(沈香) 칩 그리고 침향(沈香)을 베이스로 만든
많은 종류의 향수들이 있다.
서로 인사를 나누고 많은 종류의 침향(沈香) 수지와 향수들을 테스트한다.

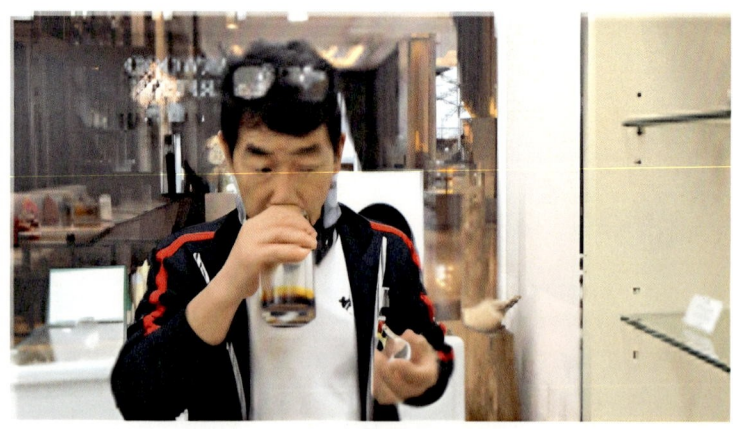

[침향 수지 테스트]

한국에서는 쉽게 볼수 없는 사향오일도 있다.
우선 침향(沈香) 수지를 테스트 해 본다.
3가지 등급으로 나뉘어져 있는데 확실히 그 등급에 따라
향의 강도가 많이 다르다. 하지만 세가지 등급 모두 점도는 아주 좋다.
그리곤 '머스크 musk' 향 병 뚜껑을 열어 향을 맡아본다.
달콤한 머스크 향이 확 다가온다. 이 또한 아주 좋다.
다음은 침향(沈香) 수지를 기반으로 만든 10여종이 넘는 향수들...

다 좋다. 역시 고급 향수에는 반드시 침향(沈香)가 첨가 되어야만 한다.
그 순간 그 향수는 최고급 향수로 돌변을 한다. 물론 비싼 가격이 문제지만...

이젠 침향(沈香) 칩을 확인 해 본다. 생산지를 물었더니 이틀전
침향낭인(沈香郞人)이 다녀왔던 그 '뜨랏'에서 왔다고 한다.
역시 '뜨랏'이 침향의 큰 생산지인건 분명하다.
여직원이 탄(炭)을 피워 침향(沈香)조각을 올려 놓는다.
침향낭인(沈香郞人)이 아주 싫어하는 침향(沈香)발향 방법이다.
이 방법은 현재 세계에서 가장 많이 사용되는 방법은 맞지만
침향낭인(沈香郞人) 또한 가끔 사용하는 방법이긴 하지만
그다지 좋은 방법은 아니다. 일단 탄이 타면서 또한 향을 뿜어낸다.
그다음 각종 유해물질을 뿜어 내는 것은 자명한 사실이다.
이 방법을 사용할때는 탄에 불을 붙일 경우 반드시 공기가
잘 통하는 외부에서 거의 100% 가깝게 불을 붙인 후
실내로 가져 와야만 한다.
그렇지 않을 경우 퀘퀘한 탄 냄새가 많이 나고
유해 물질이 많이 배출 되어 오히려 큰 독이 된다.

그래서 침향낭인(沈香郎人)은 배낭에서 전기 발향기를 꺼내서
침향(沈香郎人)을 발향 시킨다. 피어오르는 향은 청명하면서도 맑은 향이다.
향의 깊이가 아주 깊다, 달콤함도 강하다..... 정말 좋다 !!!
'뜨랏'에서 맡았던 바로 그 향이다. '진랍'향이 바로 이 향인가?
깊으면서도 거부감이 전혀 없고
침향(沈香) 본연의 향에 충실하며 뛰어난 청명한 향이 따라오니
하늘을 나는 한 마리의 독수리 날개 짓 같은 향이다.
구름 한 점 없는 파란 하늘을 보는듯한 바로 그런 향
깊이를 알 수 없는 시커멓게 파란 맑은 호수를 보는듯한 그런 향
그리고 호수에 알몸으로 몸을 던져버리고 싶은 욕망이 솟구치는
그런 향? 참 표현 하기가 어렵다.

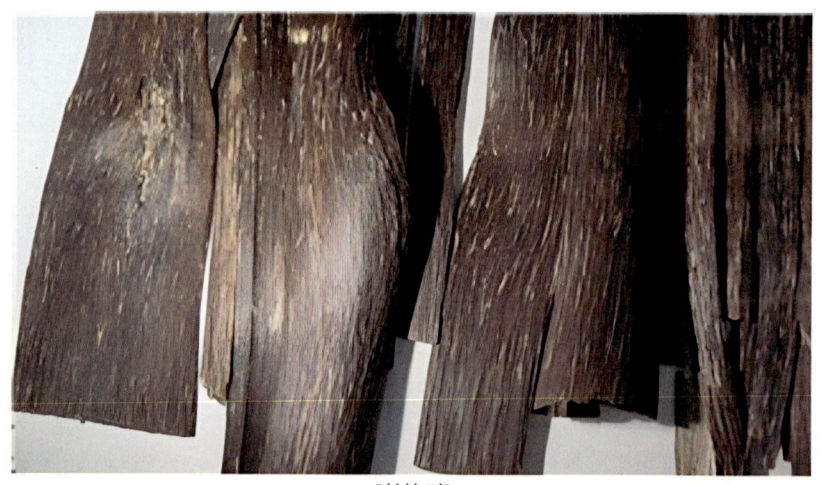

[침향 편]

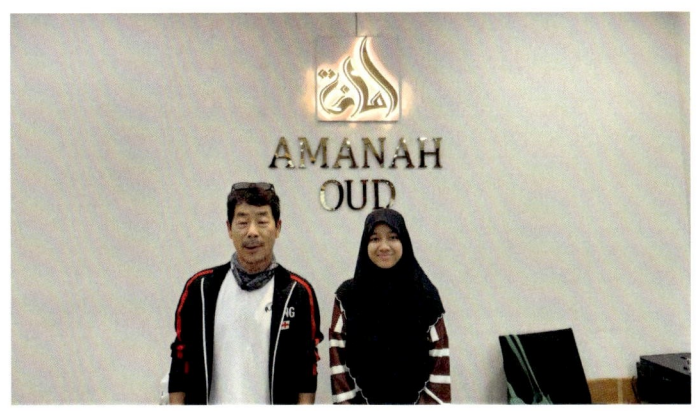
[기념 촬영]

몇 가지 샘플을 구매하고 기념 촬영을 한다.
다음 장소로 또다시 이동을 한다.

도로에는 자동차가 꽉 막혀 버린다.
침향낭인(沈香郎人)은 이젠 자동차만 타면 졸린다.
집 나온 지 8일째 지칠 때도 되었다.
오토바이 외의 교통수단으로 움직이니 오히려 더 힘이 든다.
시간적으로도 많은 손해를 보는 느낌이다.
하지만 타국에서 오토바이를 함부로 선택하기란 참 어렵다.

'방콕' 중심지에는 무슬림 타운이 있다
이곳에 가고자 하는 이유는 많은 침향(沈香) 샵들이 모여있다.
역시 침향(沈香)은 누차 말씀 드리지만 아랍인들이 참 좋아한다.
일단 점심을 해결해야만 한다.
차에서 내려 맥도널드 햄버거로 향한다.
큰 버거 두 개를 주문하고 콜라도 주문한다.

침향낭인(沈香郞人)은 이 버거들을 참 좋아 한다.
가볍게 점심을 해결하고 샵들을 둘러본다.
한군데.. 두군데.. 세군데... 계속 이어지는 침향(沈香) 샵들...

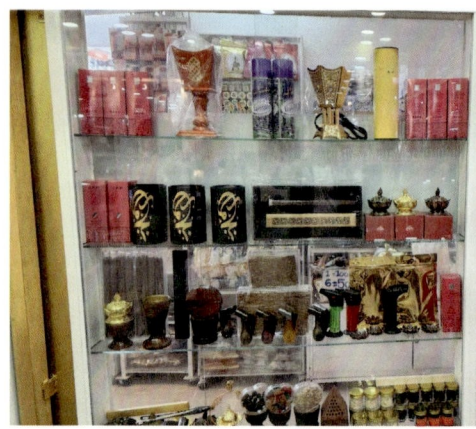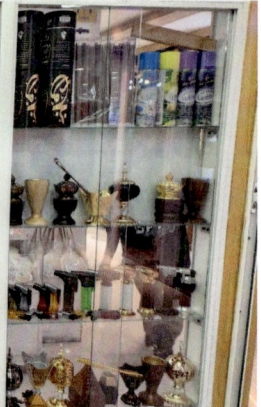

[침향 관련 제품들]

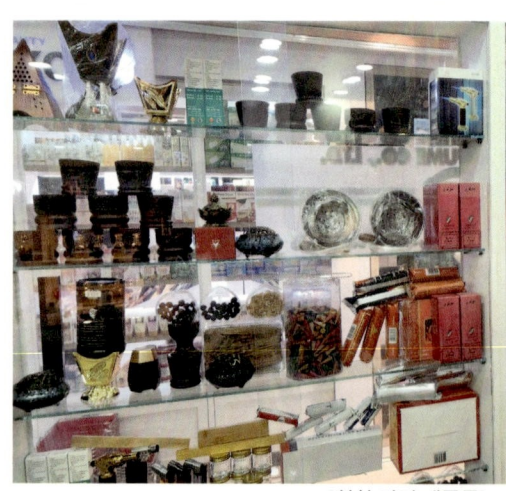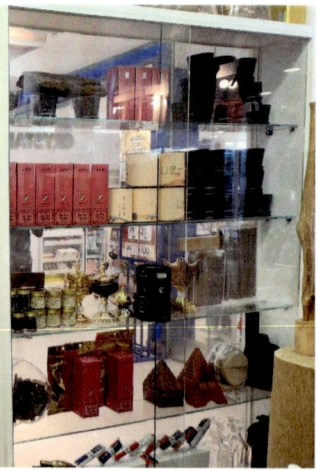

[침향 관련 제품들]

이 큰 상가 안에는 손님의 대부분이 무슬림들이고
모든 판매 상품들도 아랍어로 표기 되어 있다.
판매 하는 침향(沈香) 제품군들은 침향(沈香) 수지, 침향(**沈香**)칩,
침향(沈香) 향수, 침향(沈香)용 버너, 침향(沈香) 관련 각 종 도구들이다
세계 각국의 침향(沈香)들이 조각들로 채워져 있다.

주로 태국산, 캄보디아산, 인도산, 베트남산 들이지만
태국과 인도 침향(沈香)이 가장 많다.
영어가 어느정도 소통이 되기에
많은 침향(沈香) 관련 이야기들을 할 수 있다.
또한 샵들을 영상 촬영하는데 흔쾌히 허락들을 해주고
침향낭인(沈香郞人)의 유투브 채널 구독도 해 준다.
필요한 몇 가지 제품들을 구매하고는 그곳에서 빠져 나온다.
특히 인도산 침향(沈香)조각이 침향낭인(沈香郞人)에게는 없었는데
수지로 가득찬 3조각을 구매한다.
물론 만만치 않은 가격대이지만 공부하고 연구하는데 꼭 필요하다.
이 침향(沈香)의 수종은 한국의 식약처에서 허락하는 수종이다.

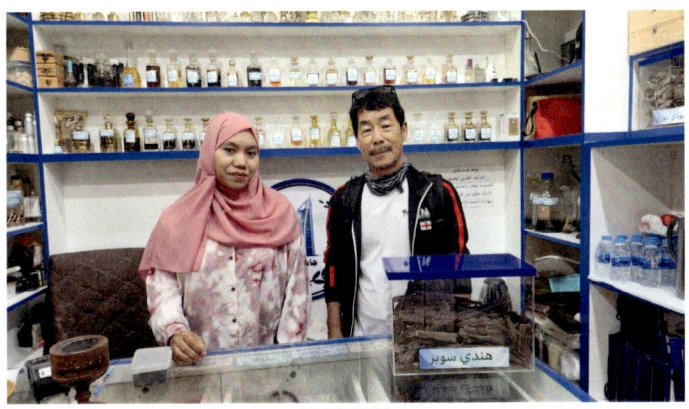

[기념촬영]

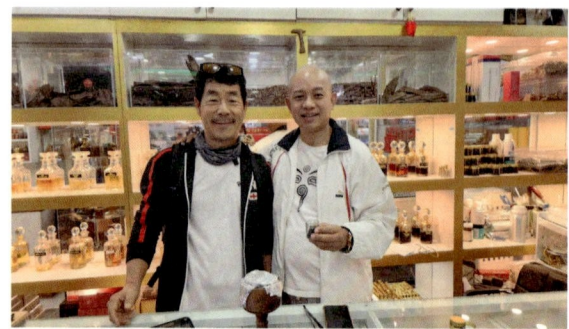

[기념촬영]

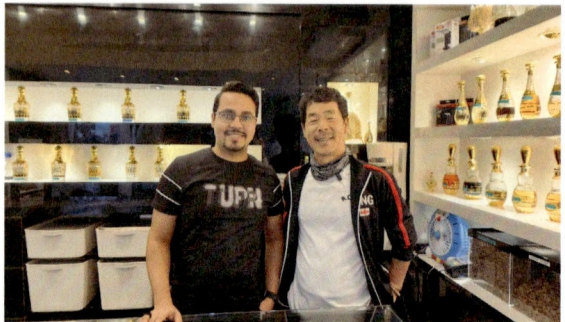

[기념촬영]

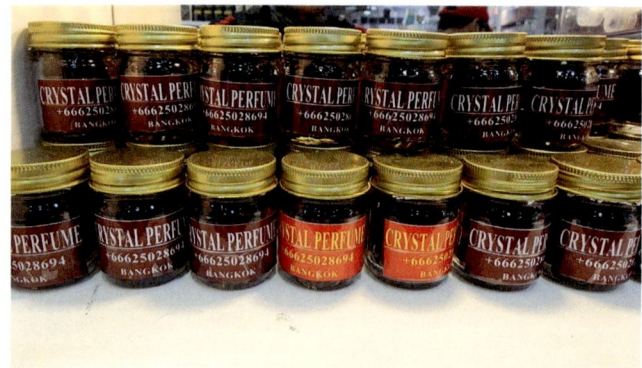

[침향 관련 제품]

이제 다시 그랩 택시를 타고
조금 떨어진 침향(沈香) 샵으로 이동한다.
교통체증이 심한 관계로 그랩 택시를 기다리는데만
25분이 소요된다.
금방이라도 스콜이 올 듯 하늘은 잔뜩 흐리고 습도는 높아
이미 등에는 땀이 한가득이다.

한군데만 더 들르고 아무래도 좀 쉬어야 할 듯하다.
벌써 오후 4시에 가까워진다. 차가 많이 막혀 있다.
약 40여 분을 이동한 뒤 커다란 건물에 도착한다. 아주 멋진 건물이다.
'그린시티 green city'
건물 바로 옆으로는 '차오 프라야 chao phraya' 강이 흐른다.
'앤틱 antique' 물건들을 전문적으로 취급하는 그런 곳이다.
깜짝 놀랄만한 골동품들이 곳곳에 전시된 수많은 상점들이 있다.
정말 놀라운 곳이다.
침향낭인(沈香郎人)과 미스'헝'은 한참을 넋을 놓고 구경을 한다.
목적지 상점에 도착한다. 아주 고풍스러운 디자인을 한 침향(沈香) 전문점이다.
주인은 중국계 태국인이다. 그래서인지 한자로 가게를 표기해 놓았다.

젊어 보이는 친구다.
침향(沈香) 관련 촬영을 해도 되냐고 하니 흔쾌히 허락을 한다.
역시 마찬가지로 촬영을 끝내고 주인과 마주 앉아 침향(沈香) 이야기를 한다.
중국계여서인지 송(宋)나라 문서노 또한 많이 알고 있나.
대화가 통하는 친구였다.
한참을 이야기하고 침향(沈香)수지를 좀 보자고 하니 안에서 꺼내온다.
일종의 반 자연산 침향(沈香)으로 만든 침향(沈香) 수지라고 한다.

향은 정말 좋다.
그때 침향낭인(沈香郎人)도 호주머니에 들어 있는
베트남 침향(沈香郎人)수지를 꺼내 주인의 손에 발라주고 품평을 의뢰한다.
향이 좋다고 극찬을 한다. 달콤한 향이 너무 좋다고 한다.
이 후 주인장의 침향(沈香)을 침향낭인(沈香郎人)이 발라 본다.
강한 침향이다. 한편, 부드럽기도 한다. 좋다..아주 좋다.
색은 좀 연한듯 하지만 향은 아주 좋다. 근데 가격이 만만치 않다.
반 자연산 침향(沈香)으로 수지를 추출해서 비싸다고 한다.
침향낭인(沈香郎人)은 깊은 생각에 빠진다.
조금만 샘플로 구입해서 가져가고 싶다.
하지만, 이 주인장은 내일 구매 하라고 한다.
오늘 발랐으니 저녁 시간을 지나 보고 향을 맡은 후
정말 마음에 들면 내일 구매 하라고 한다.
그만큼 자신이 있다는 소리인가?
암튼 의미 있는 대화도 많이 하고 역사적 사실 이야기를 많이 나누었다.
서로 '인스타그램'을 교환하고 헤어진다. 흥미로운 시간이었다.

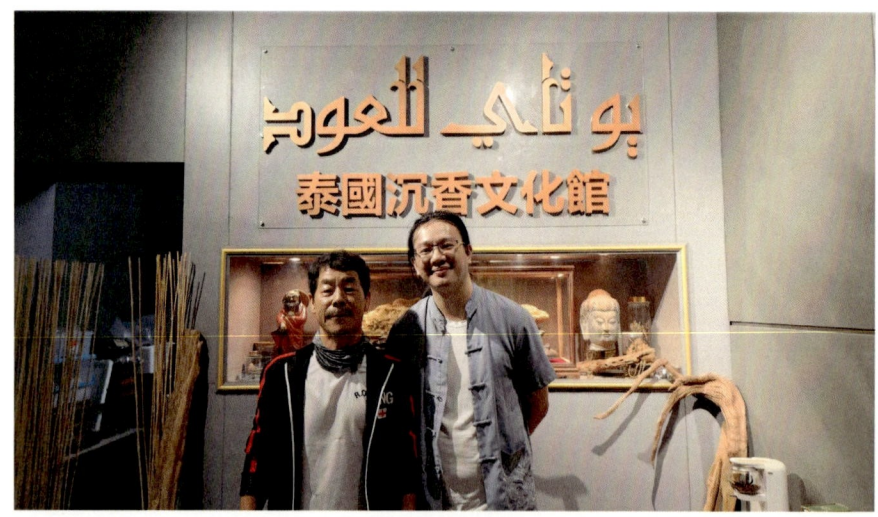

[기념촬영]

밖으로 나오니 오.. 뷰티풀 !
방콕을 수 없이 다녔지만 직접 이렇게 강 가까이 와 본 적은 처음이다.
주변에 있는 멋진 고층 건물들.
강건편에 보이는 '아이콘 시암'은 유난히 멋지다.
그 사이 강을 휘젓고 다니는 멋진 유람선들
그 유람선 위에는 숫자를 헤아릴 수 없을 정도의 많은 관광객들..
도시가 살아 있는 생동감이 넘쳐 흐른다. 좋다..
정말 아주 좋다. 건너편에 보이는 '아이콘 시암'.. 저길 가보자.

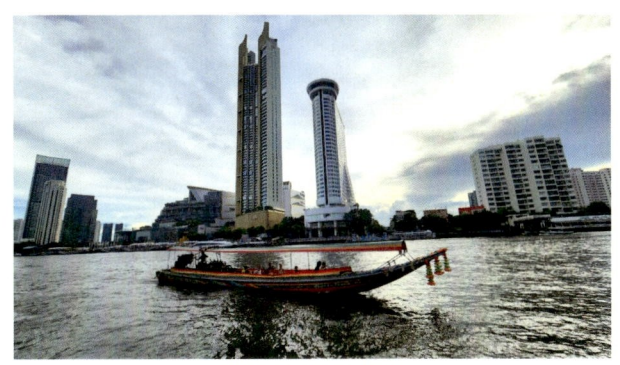

[멋진 태국의 강 풍경]

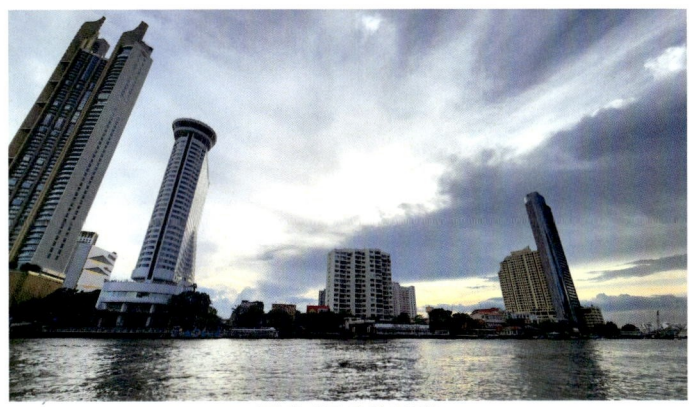

[멋진 태국의 강 풍경]

저기 가서 밥도 먹고 구경을 해보자.
미스'형'이 아주 좋아 한다.
그래!
그동안 고생을 많이 했으니 오늘밤은 멋진 곳에서
멋진 저녁 식사를 대접하자.

계단을 내려가 강을 건너는 배를 탄다.
1분정도 배를 타니 바로 건너편에 도착한다.
요금은 5바트이다.
1백미터정도를 걸으니 '아이콘 시암'이 나온다.
정확히 뭘 하는 곳인지 모르지만 건물을 보니 백화점 같다.
입구를 들어서니...
오 마이 갓 !!! 어마어마 하다.. 정말 어마어마한 규모다.
지하로 내려가니 완전 별천지이다.
커다란 야시장을 실내로 옮겨 놓은듯한 모습.
없는게 없는듯한 그런 모습.
탄성이 절로 나오면서
한편으로는 너무나도 부럽다. 이런 규모는 한국에도 없을 듯 하다.
언제 태국이 이렇게도 변했다 말인가?
하... 소리밖에 안 나온다. 구경하기에도 너무 힘들다.
10분의 1도 구경을 못했지만 지쳐버린다.
마지막층까지 올라가니 야경은 정말 대장관이다.
입이 쩍 벌어지고 더 이상 할 말이 없다.
대단하다 정말 대단하다.
멋진 방콕의 야경을 배경으로 사진도 찍고 동영상도 찍고
밥도 먹고... 보람찬(?)하루를 보낸다.

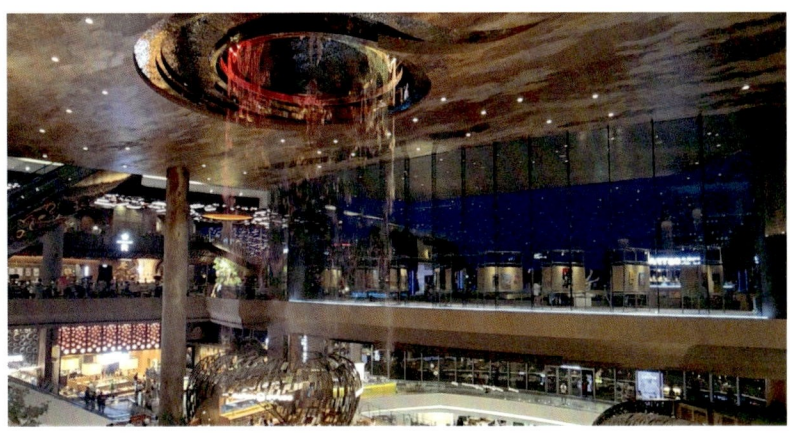
[실내 폭포?]

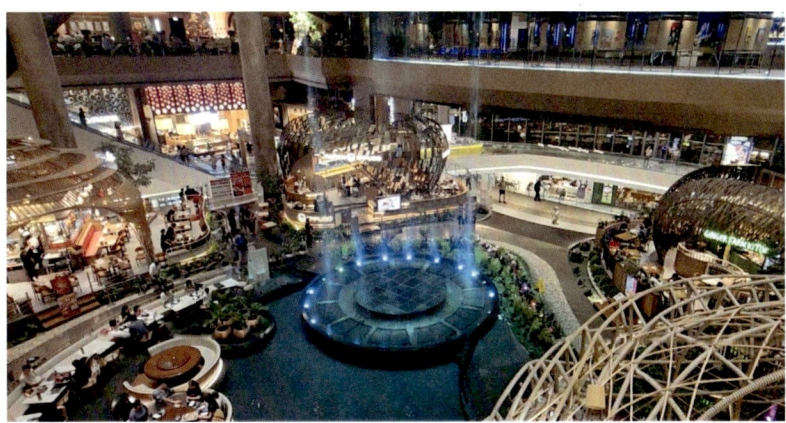
[실내 폭포?]

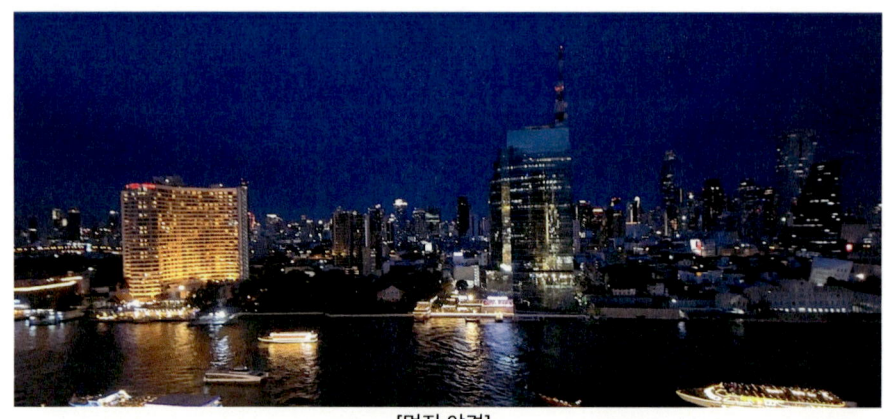

[멋진 야경]

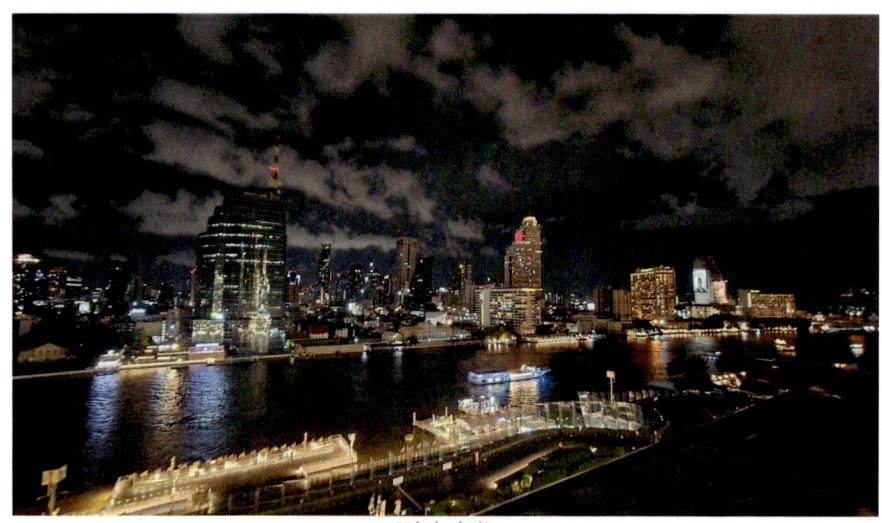

[멋진 야경]

정말 멋진 야경을 보며 하루의 피곤을 씻어낸다.
이런 멋진곳이 있다라는걸 왜 진작에 몰랐을까?

대단한 야경이다.

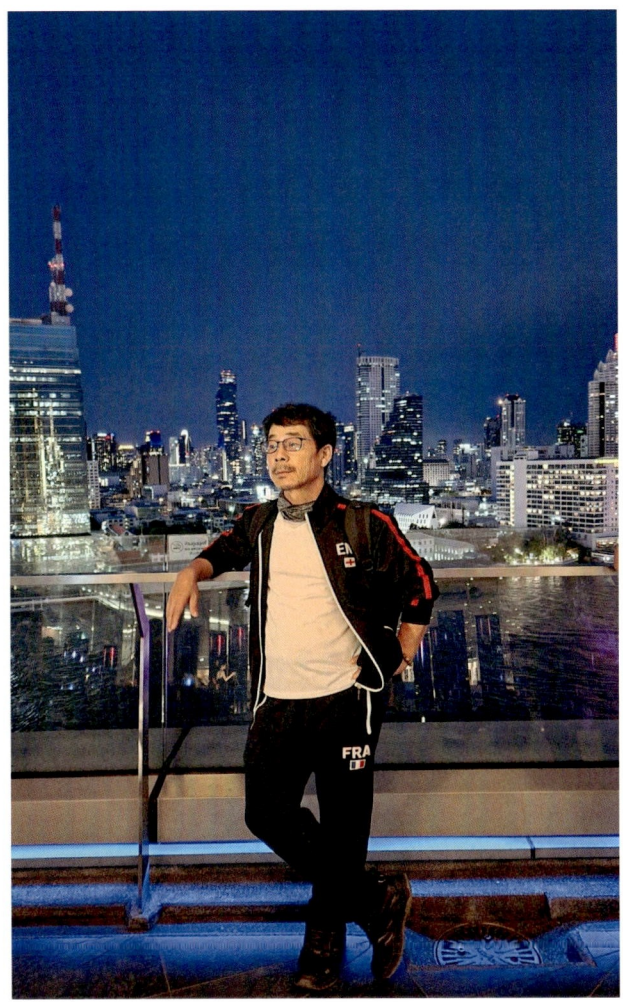

[기념 촬영]

돌아오는 길에 그랩 택시를 잡을 수 없어 너무 고생 했지만
암튼 무사하게 호텔로 복귀했다.
몸이 천근만근이다.

하지만 오늘은 많은 침향(沈香) 샵으로 들렀고
특히 무슬림타운이 매우 인상적이었다
머스크향과 침향(沈香)을 사용해 만든 향수는 아주 매력적이었다.
정말 좋았다.
방콕의 두 번째 밤은 깊어 가건만 침향낭인(沈香郞人)은
이제부터 노트북과의 싸움이 시작된다.
호텔 방으로 돌아온 침향낭인(沈香郞人)은 샤워를 끝내고
아까부터 한참을 노트북과 씨름을 하고 있다.
이미 밤 12시가 훌쩍 넘었는데...

머릿속이 너무 복잡하고 벌어진 일들로 인하여
뭐부터 정리를 해야 할지 모르겠다.

이젠 밤이 깊었으니 침향낭인(沈香郞人)도 좀 쉬어야 한다.

깊어간다.

방콕의 밤이...

※ 제9일 차

여느 때와 같은 수순으로 아침을 연다.
오늘은 침향(沈香) 샵 관련 방문은 일정에 없는 날이다.
급한 건 빨리 동영상 편집을 하여 유튜브에 업 로드 하는 것이다.
그리고 여행기를 메모하는 것이다.
오늘은 호텔 수영장 옆에 자리를 잡고 하루를 보낼 예정이다.
동영상 편집도 하고, 여행기를 써야만 한다.
'침향(沈香)로드'는 역사적인 사실이 많이 포함 되기에 계속 공부를 하면서
영상 편집을 해야만 한다.
또한 여행기를 써도 역시 역사적인 사실 위주로 글을 써야만 한다.
현재와 과거를 비교 분석도 해야 하기에 더욱 어려워지는 작업이 될 수 있다.
내일 아침 일찍 베트남으로 복귀하기에,
그리고 도착하자마자 한국에서 침향낭인(沈香郎人)을 만나러 오는
손님들이 계시기에 오늘 시간을 내어 업무를 마무리 하고자 한다.

날씨는 아침부터 뜨거운 햇살을 퍼붓는다.
역시 1층에서 미스'형'을 만나 간단한 아침 식사를 해결 한다.
미스'형'에게 침향낭인(沈香郎人)은 오늘의 일정을 알려준다.
미스'형'은 이미 오늘 하루 방콕 관광 계획을 다 세워 두었다고 한다.
왕궁 및 불교 사원들을 둘러볼 예정이라고 한다.
처음으로 외국에서 혼자 움직이는 날이 될 것이다.
미스'형'에게는 아주 기억에 남는 하루가 될 것이다.

조심히 잘 다녀오라고 말하고 약간의 용돈을 챙겨준다.

침향낭인(沈香郎人)은 방으로 돌아가 노트북과 핸드폰
그리고 침향(沈香) 관련 책 한 권을 들고 1층에 있는 수영장으로
향해 탁자를 하나 잡고 앉는다.
몇몇 서양인들이 수영을 즐기고 있다.

사실 이곳으로 내려온건 다른 이유가 하나 있다.
영상 편집이나 글을 쓰다 보면 담배를 많이 피우게 되는데
수영장은 흡연공간이 따로 있어서 아주 편리하기 때문이다.

지독히 끈기가 필요한 일이 동영상 편집이다.
카메라에 있는 영상이나 사진을 노트북으로 옮겨
편집 프로그램을 이용해서 영상 편집을 하고 한글. 영어 자막을 달아야 한다.
이 일은 인내심이 요구되는 정말 힘든 일이다. 열심히 작업을 착착 해 나간다.
집중하여 일을 하다보니 어느새 점심 시간이 되었다.
침향낭인(沈香郎人)은 호텔 음식을 먹지 않고 길 건너편 식당으로
옮겨 간단하게 점심을 마친 후 바로 다시 영상 편집에 들어간다.
오후 내내에도 이 작업은 계속 된다.
물론 중간에 잠깐 잠깐 수영도 하고 쪽 잠도 자면서…

오후 3시쯤 미스'형'이 돌아왔다는 문자가 온다.
피곤하다고 좀 쉬겠다고 한다.
어느새 저녁식사 시간이 된다.
눈도 침침하고 손가락에 쥐가 날 지경이다.
미스'형'에게 문자를 보내 저녁 식사를 하게 내려 오라고 한다.

침향낭인(沈香郞人)도 노트북을 방에 두고 옷을 갈아입고
1층으로 나간다.
1층에는 미스'헝'이 기다리고 있다.
여행은 잘했냐고 물으니 너무 좋았다고 한다.
하지만 너무 더워서 힘들었다고 한다.
또다시 호텔 건너편에 있는 식당가에서
저녁을 해결한다.
미스'헝'은 여행 중 찍은 많은 사진들을 보여주며 경험담을 이야기한다.
혼자 여행하는 게 무섭지 않았냐고 물었더니 전혀 무섭지 않았다고 웃는다.
굿 !!!

건물 3층에 태국 사람이 운영하는 한국 음식 코너도 있다.
부대찌개를 주문해 본다.
흉내를 열심히 낸 흔적이 보인다.
먹을만하다.
아님 배가 고팠나?
암튼 한 그릇을 뚝딱하고 바로 호텔방으로 돌아와 또다시 노트북을 켠다.
앞으로도 몇 날을 영상편집을 더 해야만
이번 여행의 마무리가 될지 가늠이 안 선다.
눈이 너무 많이 피곤하고 아직 초저녁이건만 많이 졸린다.
그래도 눈에 힘을 주고 일을 이어 나간다.

침향낭인(沈香郎人)은 이번부터 시작된
세번째, 네번째, 다섯번째.........
'침향(沈香)로드'에서 그 여행기 및 사실들을 열심히 모아서
책으로 발간하려는 의도가 있다.
침향(沈香)은 어느 누구나 또는 어느 단체 그리고 어느 국가도
정확한 어떤 '스탠다드'를 만들어 등급을 정하거나
보증을 하는 그런 기준이 없다.
침향(沈香)을 생산하는 모든 이들은 자기가 생산한 침향(沈香)이
세계 최고의 침향(沈香)이라고 무작정 떠들어 대고 있는 게
사실이다.
또한 침향(沈香)은 '세계 멸종 위기 동,식물군'으로 지정되어
보호받고 있기에 사실상은 상업적 목적으로 거래는 못하게 되어 있다.

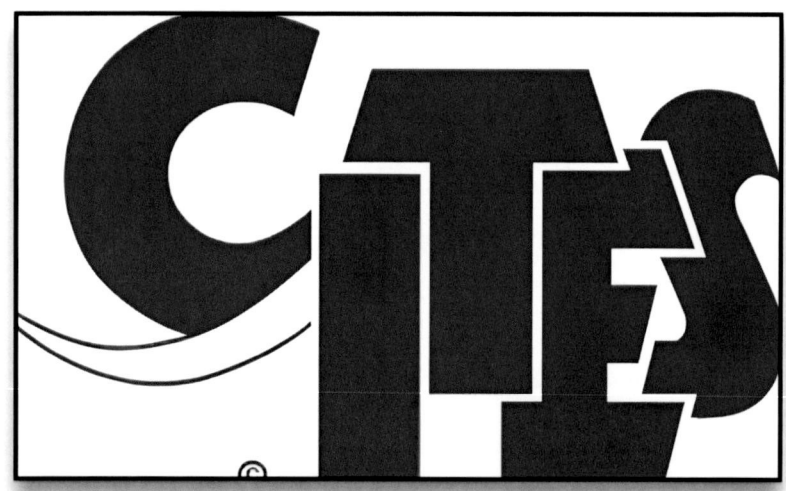

[세계 멸종 위기 동,식물 보호 협약]
[Convention on International Trade in Endangered Species of Wild Fauna and Flora]

CITES

Convention on International Trade in Endangered Species of Wild Fauna and Flora

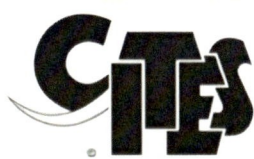

Signed	3 March 1973
Location	Geneva, Switzerland
Effective	1 July 1975
Condition	10 ratifications
Parties	184
Depositary	Government of the Swiss Confederation
Language	- English - French - Spanish

하긴 자기가 공들여 생산한 침향(沈香)의 품질이 별로라고
말하는 바보 또한 없으리라 생각한다.
그러면 소비자의 입장에서는 모든 침향(沈香)은 전부다
5성급 이상의 침향(沈香)만 만나게 되는가? 라고 묻지 않을 수 없다.
현실은 그렇지 않다. 쓰레기 같은 침향(沈香)도 정말 많다는 걸
침향낭인(沈香郎人)은 알고 있다.
또한 쓰레기 같은 상인들도 많다는 걸 알기에
그 길을 한 번 침향낭인(沈香郎人)의 정확한 객관적 자료를 가지고
기준을 제시해 볼까 한다.

침향낭인(沈香郎人)은 침향(沈香)이 생산되며 거래되는
또한 그것을 사용하는 지역을 가능한 한 방문해서
그들은 농장에서 어떤 수종(樹種)의 침향(沈香)나무를 심고 키우며
어떤 방식으로 박테리아 (Phialophora Parasitica)
배양균을 만들며 어떤 방식으로 침향(沈香) 나무에 주입을 하고
어느 정도의 환경에서 침향(沈香)나무를 키우며
침향(沈香)농장 안에는 어느 정도의 곤충이 살고 있으며
어느 정도 자란 침향(沈香)나무를 벌목하며
어떤 방식으로 침향(沈香) 수지를 생산하며
어떻게 침향(沈香)을 포장을 하며
침향(沈香)을 주로 어떤 나라로 수출을 하는지
혹여 있을지 모를 곤충만을 이용하여 침향(沈香) 수지를
만들어 내는 농장의 발견 등등을 상세하게 담을 예정이다.
물론 어렵고 아주 힘든 일이 될 것이다.

(이미 베트남에는 한 곳의 농장에서 배양균을 일체 사용하지 않고 곤충만을
이용하여 침향 수지를 생산하는 곳이 있음...충루침향)

침향(沈香) 농장주들이 자신들만의 노하우를 100% 공개 할 리 없고
또한 그 침향(沈香)농장에서 침향낭인(沈香郎人)이
수개월씩 머물면서 과학적으로 증명하기가 어렵기 때문에 더 더욱 그렇다.

침향(沈香)을 맞이하는 소비자들은 현실적으로
이 침향(沈香)이 어느 나라 어느 지역에서 왔으며
어떤 역사적인 사실들을 가지고 있으며, 어느정도의 등급이며,
그에 따른 보증이나 검증은 제대로 거친 침향(沈香)인지 아닌지?
이 침향(沈香)을 취했을 경우에는 어떤 효과를 누릴 수 있는지?
또한 어떤 침향(沈香)을 아예 처음부터 선택을 해야 하는지..
그런 것들에 대한 기준이 없다 보니..
설사 있다 하여도 알고 이해하기가 너무나도 어려우니
주로 침향(沈香)을 팔고자 하는 이의 세치 혀에 기댈 수밖에 없는
형편에 놓여 있다.

그런데 여기에서 큰 문제점을 한가지 안고 있다.
세치의 혀를 내두르는 그 침향(沈香)상인은
침향(沈香)을 전혀 모른다는 것이다!!!

이를 어쩔꼬!

그래서 그로 인한 많은 문제점들이 종종 발생하고 만다.

몇 해전 침향낭인(沈香郎人)이 한국에 귀국했을 때의 일이다.
한국의 큰 전시관에서 불교 박람회가 있어
한 번 방문했던 적이 있다.

침향(沈香)과 불교의 인연이라는 건 대단하기에
몇 군데 침향(沈香) 샵들이 부스를 차지하고 있는걸 볼 수 있었다.
침향낭인(沈香郎人)은 당연히 발길이 그쪽으로 가기에
전시되어 있는 침향(沈香) 단주를 눈여겨보고 있었다.
그때 나이 지긋한 아주머니 한 분이 안에서 나오셔서
지금 보고 있는 침향(沈香) 단주는 자연산 침향(沈香)이고
세계 최고의 침향(沈香)이니 하나 구입하라고 권한다.

침향낭인(沈香郎人)이 묻는다.
"네? 자연산 침향(沈香)요?"
"네.... 자연산 침향(沈香)입니다"
"아 그래요?"
"3개를 구입하면 하나를 더 줍니다"
"어느 나라 자연산 침향(沈香)인데요?"
침향낭인(沈香郎人)의 장난기가 발동한다.
"음….. "
망설이던 여성분은 안쪽에 대고 물어본다.
"사장님 이거 어느 나라 침향(沈香)이지요?"
"베트남 !"
"베트남이랍니다"
"아... 네 얼마인데요?"
"네 10만 원입니다"
그러면서 이어지는 이 여성분의 긴 스토리...
호랑이가 산속에서 어쩌고 저쩌고……………

침향(沈香)하면 나오는 그놈의 호랑이 이야기
사실 베트남 그 어떤 서적에도 호랑이 이야기는 나오지 않는다.

또한 많은 침향(沈香)에 종사하는 베트남 사람들을 만나
대화를 해도 단 한 번도 그 비슷한 이야기도 들어 본 적이 없다.
말이 안 되는 소리인 줄 다 안다.
그 소리를 이 먼 한국 땅에서 이 여성분에게서 듣고 있다니.....
ㅋㅋ
그래서 침향낭인(沈香郎人)은 다시 한번 장난을 쳐본다.
"혹시 침향(沈香)이 뭔지 아세요?"
"침향(沈香)이 침향(沈香)이지요"
여성분의 인상이 약간 찌그러진다.
"그럼 이 침향(沈香)이 어떻게 한국에 들어왔나요?"
"그건 나는 모르죠"
"혹시 사진으로라도 침향(沈香) 나무를 본 적이 있으신가요?"
"아뇨.. 근데 그런 건 왜 물어보시죠?"

그렇다 ! 이게 대한민국 침향(沈香)의 정확한 현실이다.
그러는 사이 세분의 비구니 스님께서 침향낭인(沈香郎人)이
보고 있던 침향(沈香) 단주를 살피더니 하나씩 구입 해 가신다.

그렇다 그들은 인터넷에 나와 있는 몇 줄 호랑이 전설 이야기를 가지고
침향(沈香)전문가가 돼버리고 만 것이다.
더군다나 그 제품은 서류 없이는 한국에 올 수 없는 제품이다.
왜?
주인이 CITES가 뭔지를 모른다.
모든 침향(沈香)은 국가에서 국가로 이동할 경우
반드시 CITES라는 국제 서류를 발급받아야만 한다.
반드시..!

하지만 그 서류가 뭔지도 모르는 사람들..
그들이 침향(沈香)을 공개된 장소에서 버젓이
호랑이 이야기를 하면서 판매하고 있는 것이다.
아마도 베트남 보따리상이 가져와서 도매가로 넘겼고
거기에 조금의 마진을 붙여서 판매하고 있을 것이다.
정확한 현실일 것이다.

그런다고 소비자가 이 어렵고 힘한 침향(沈香)에 대한 공부를
다 끝마치고 현지를 직접 방문하여 침향(沈香)을 구매하기는
더더욱 불가능에 가까운 일이 된다.
앞으로 이 일을 추진하고 실행하는 데에는 많은 난관이 닥칠 것으로 예상된다.
길가 상점에서 그냥 파는 물건이 아니기에 힘들 것이다.
깊은 산속을 들어가야 할 경우도 생길 것이고
처음 가보는 지역에 대한 두려움도 있을 것이고
언어, 문화, 관습, 음식, 풍토병... 등등
모든 난관을 다 뚫어야만 할 것이다.
하지만 아무도 도전하지 않는 이 길이기에 그 길을 가려 한다.
쉽게 갈 수 있는 길이었다면 처음부터 도전 자체를
시작하지 않았을 것이다

여러분들의 응원이 침향낭인(沈香郞人)에겐 정말 큰 힘이 될 것이다.
'침향(沈香)로드'는 역사적인 사실이 많이 포함되기에 계속 공부를
하면서 영상 편집을 하고 글을 써야만 한다.
또한 여행기를 써도 역시 주관적이기보다는 객관적으로
역사적인 사실 위주로 글을 써야만 한다.
또한 현재와 과거를 비교 분석도 해야 하기에 더욱 어려워지는
작업이 될 수 있다. 어떤 난관이 온다 하여도
침향낭인(沈香郞人)은 이 길을 갈 것이라 생각 한다.

이젠 짐을 싸야만 한다.

9일간의 흔적이 한가득이다.
여기저기서 구입한 침향(沈香) 샘플들....
약간의 필요 없을 법한 물건들....
어느새 캐리어는 한가득이다.

찬물로 샤워를 하고 알람을 설정한 후
뜨거운 보이차를 서너 잔 마신 후 잠자리에 든다.

정말 밤이 깊었다.

곧 새벽이다...

※ 제10일 차

사람은 참 신기한 존재다.
평상시 일어나지 않는 시간에 알람을 맞추어 놓고 잠을 자면
그 알람이 울리기 약 10분전에 잠에서 깨어난다.
참 신기하도다.

새벽 4시30분 눈을 뜬다. 겨우 3시간정도 잠을 잔 것 같다.
고양이 세수를 하고 떠날 준비를 한다.

오늘은 이번 여행의 마지막 날이다. 베트남으로 복귀하는 날이다.
벌써 일어난 미스'형'에게서 문자가 온다.
1층 로비에 있다고.. 참 부지런도 하다.
침향낭인(沈香郞人)도 캐리어를 끌고는 엘리베이터를 탄다.

미스'형'이 체크아웃을 하는 사이 침향낭인(沈香郞人)은
새벽 담배를 한 대 피워 문다.
호텔 체크아웃이 끝나고 곧 그랩 택시가 도착한다.
조금 무거워진 캐리어를 트렁크에 싣고 출발을 한다.

공항으로 가는 새벽 방콕의 아침은 적막하다.
24시간 영업을 하는 편의점들은 아직 불빛이 밝다.
도로에는 청소하는 청소부들의 빗자루질이 힘차 보인다.

도로를 열심히 달린 그랩 택시는 '돈 무앙' 국제 공항 2층에 차를 멈춘다.
트렁크에서 짐을 빼고 공항 안으로 들어간다.
역시 '에어아시아' 항공사다.
이젠 침향낭인(沈香郞人)은 뒤로 물러나 있고 미스'헝'이
체크인 데스크로 가서 열심히 티켓팅을 하고 짐을 부친다.
상당히 능숙해 보인다.
7시40분 출발 비행기이다.

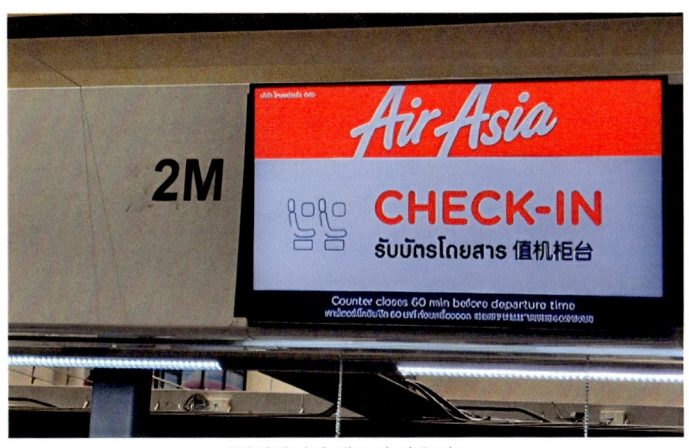

[에어아시아 체크인 카운터]

오전 10시쯤 베트남 나트랑에 도착할 것이다.

이번 여행에서도 참 많은 사람들을 만났고
참 많은 침향(沈香) 또한 만났다.
4개 지역을 비행기. 승용차. 버스. 택시를 이용하여 움직였다.
하지만 한가지 아쉬운건 여기 이동 수단중에 오토바이가 빠져 있다는 점이다.
이게 국가마다 운전 면허가 다르고 또한 운전하는 도로의 방향이 다르고
베트남 번호판을 단 오토바이는 태국에는 입국이 불허되니 이 또한 어렵다.
가능하다면 어찌어찌 방법을 찾아 다음 국가에서는
바이크를 빌려서라도 이동의 수단으로 사용하고 싶다.

물론 훨씬 더 힘들고 위험 하겠지만 그래도 그 방법이 더 생동감이 있고
직접 몸으로 그 지역의 공기를 더 깊게 마시고 그 지역의 문화를 생동감 있게
체험하는 하나의 방법일 수 있다라고 생각한다.
더 늙어 다리와 팔에 힘이 빠지면 어쩔 수 없겠지만 아직까지는 가능할 듯 하다.
이미그레이션을 통과한다.
아주 빠르게 그리곤 이어지는 짐검사..또한 빠르다.

공항 안은 한가하다. 이제 약간의 기다림은 글쓰기로 지루함을 달래고 나면
탑승을 할 것이다.
베트남으로 돌아가는게 뭐 막 그립거나 그렇진 않다.

왜?
기다리는 가족이 없으니
다시 업무 속으로 들어 가는 기분이다.
잠시 후 대기하고 있던 게이트가 열리면서 계단을 이용하여
아래층으로 내려가 버스에 탑승을 한다.
비행기 옆에 버스는 멈추고 이내 비행기에 탑승을 한다.

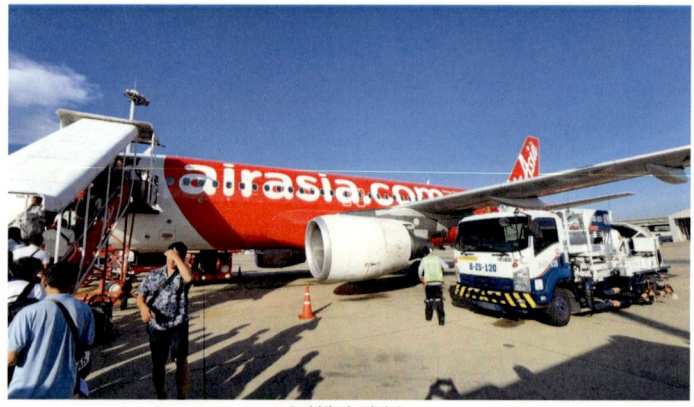

[비행기 탑승]

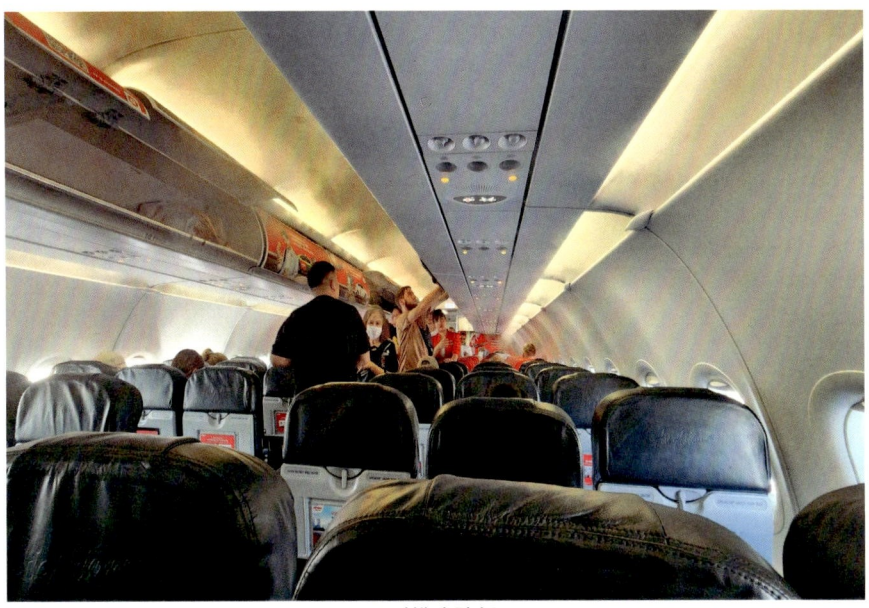

[비행기 탑승]

잠시 후 활주로에서 굉음을 내면서 비행기는 동쪽 하늘로 힘차게 날아 오른다.
편안한 이륙이다.

눈을 감는다.
많은 생각을 해본다.

....
....

2시간 가까이 날던 비행기는
착륙 준비를 하는 기장의 안내 방송이 들리고
승무원들이 분주하게 움직이더니
비행기는 이내 베트남 '깜란' 국제공항에 아주 부드럽게 착륙을 한다.
계단 차가 와서 비행기와 접속을 하고 이내 비행기 문이 열린다.
기다리고 있던 버스에 탑승하여 공항 건물로 이동을 한다.
2층으로 올라가 '이미그레이션'에서 약간의 대기를 한 후 통과한다.
짐을 찾는데 조금의 시간이 걸린다.
공항은 이른 오전인데도 수많은 한국 관광객들로 이미 북적거리고 있다.
이 '깜란' 국제공항은 이미 한국 관광객들이 점령한지 오래다.

가방을 찾고 세관 '엑스레이' 기계를 통과한다.
걸렸다.
짐 검사..
일제시대 순사 같은 모자를 쓴 젊은 세관이 가방을 열라고 한다.
정말 쓸데없는 짓을 한다는 생각이 든다.

약간의 짜증 섞인 불평을 베트남어로 털어놓으니
가방을 열자마자 그냥 가라고 한다.
이럴 때 베트남어의 효용을 느낀다.
흥
베트남 사람이냐고 묻길래 그냥 입버릇처럼 베트남어로 그렇다고 했더니
그냥 가라고 한다. 참 어이가 없다.

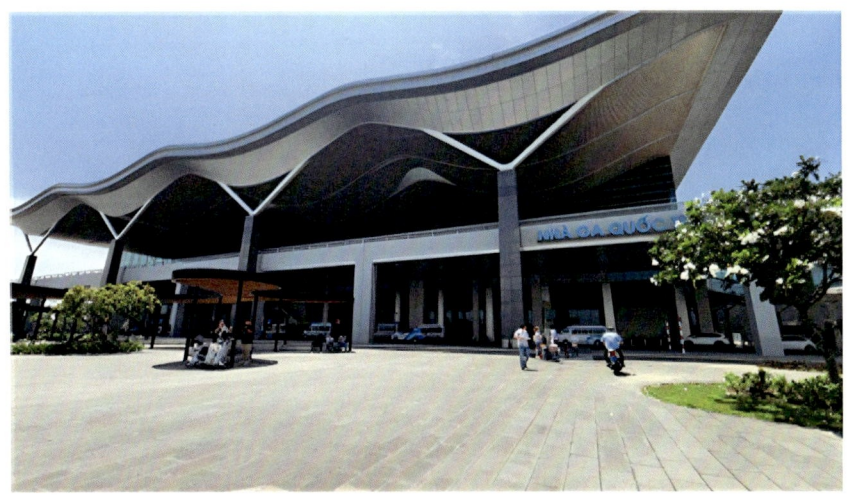

[깜란 국제 공항]

하지만 재미도 있다.
밖으로 나와 미스'헝'과 허기진 배를 베트남 빵과 커피로 채운다.
간단한 아침식사를 마치고 역시 그랩 택시를 이용하여 숙소가 있는 회사로 향한다.
10일의 여행을 마무리 하는 순간이다.
오후에 사무실에서 미팅이 잡혀 있다.
한국분 한 분이 침향(沈香) 때문에 한국에서 나트랑 사무실에
오신다고 한다.

도착하자마자 업무... 좋다!
또한, 빠른 시간 안에 한국을 다녀와야 한다
오토바이 면허증 시험 재도전 !
이걸 통과해야 '침향(沈香)로드'가 더 재미 있어질 듯 하다.

누가 오토바이 시험을 그런식으로 만들어 놨는지 모르겠지만
베트남에서 오토바이 생활을 하는 침향낭인(沈香郎人)은 좀 이해하기는 곤란하다.
'룰 이즈 룰'이니 따를 수 밖에 다른 방법은 없다.
벌써부터 다음 여행을 구상한다.
여행은 기획 할 때가 가장 행복하다.

'침향(沈香)로드2 등류미 왕국' 편을 끝낸다...

ChimHyangNangIn

-후기-

천상향 침향을 만난 지 많은 시간이 흘렀다.
인생을 살다 보면 우연한 기회에 새로운 일들이 찾아올 때가 있다.
그 다가온 일이 좋을 때도 있고 좋지 않을 때도 있다.
처음 침향을 만났을 때 느꼈던 그 충격을 지금도 생생하다.
콧속으로 들어오는 그 향기의 고귀함에 엄청난 기운을 느꼈다.

바로 그 생산지를 찾아 나섰고 ,지금은 이미 고인이 되신 사부님을 만나게 되었다.

긴 시간 사부님과 같이 침향이란 무엇인가를 연구하고 공부 하였다.

이젠 농장을 떠나
긴 여정에 오른 것이다.
베트남 침향을 알고 싶어 조그만 오토바이에 몸을 싣고
긴 길을 떠날 때는 설레임과 두려움도 있었다.
너무나도 위험했던 도로들
억수로 쏟아붓던 큰비들, 산에서 굴러떨어지던 큰 돌들,
눈앞에서 펼쳐지던 산사태, 홍수로 인해 범람 되었던 강 들...
그 고통을 이기고 나니 더욱 용기가 생겼고
이젠 세계의 침향을 찾아 나서게 되었다.

송나라의 기록이 큰 힘이 되고
그 기록을 좇아 세계의 침향을 찾아 나서는 게 의무같이 느껴지는 건 왜일까?
아마도 침향을 너무나도 좋아해서일까?

긴 시간 인류에게 최고의 약재로서 큰 도움을 주었던 침향
이제 재배가 성공하여 더 많은 사람들의 건강에 큰 도움을 주었으면 하는 마음이다.

앞으로 찾아가야 할 나라들이 많다.
건강하게 더 열심히 공부하여 좋은 결과를 만들어 내고 싶다.

많은 한국분들께 정말 품질 좋은 명품 침향을 소개하고자 하는 욕심도 있다.

힘이 닿는 한 이 길은 계속될 것이며
이 책은 시리즈로 계속 출간 될 것이다.

침향속으로 2
등류미왕국 침향편을 여기에서 끝낸다.

읽어주신 분들께 진심으로 감사를 드립니다

-침향낭인-

ChimHyangNangIn